Exercícios Práticos e Eficazes para Curar a Dor nas Costas

Dra. Mary Rintoul
Bernard West

Exercícios Práticos e Eficazes para Curar a Dor nas Costas

Tradução
CARLOS A. L. SALUM
ANA LUCIA FRANCO

EDITORA PENSAMENTO
São Paulo

Título do original:
Back in Ten Minutes
Easy Everyday Exercises to Keep Your Back Strong and Supple

Edição	**Ano**
1-2-3-4-5-6-7-8-9	**97-98-99-00**

Direitos de tradução para a língua portuguesa
adquiridos com exclusividade pela
EDITORA PENSAMENTO LTDA.
Rua Dr. Mário Vicente, 374 – 04270-000 – São Paulo, SP – Fone: 272-1399
E-MAIL: pensamento@snet.com.br
http://www.pensamento-cultrix.com.br
que se reserva a propriedade literária desta tradução.

Impresso em nossas oficinas gráficas.

Sumário

1. Dores nas costas — Informações básicas e estatísticas

A dor nas costas é quase uma epidemia no mundo ocidental. As costas são uma estrutura complexa, com um grande número de músculos, ossos, ligamentos, tendões, nervos e vasos sanguíneos — e um enorme potencial para apresentar problemas. É difícil traduzir em números exatos a incidência de dor nas costas, pois não se tem registro da maioria dos casos — é um problema que as pessoas simplesmente "vão levando". Mas, nos Estados Unidos, foram feitas algumas estimativas:

- Depois da gripe e do resfriado, a dor nas costas é a maior responsável por faltas no trabalho. O custo, para as pessoas e para o país, é colossal em termos de perda em produtividade — sem falar na dor e no sofrimento.
- Pelo menos 80% dos norte-americanos sofrem de algum problema nas costas durante alguma época da vida — a cada ano, dois milhões de americanos vão ao médico com alguma queixa relacionada com dor nas costas.
- Só 10% das pessoas que sofrem de dor nas costas têm uma doença ou uma disfunção definida. Assim, os exames não acusam problemas mais sérios em 90% dos casos, apesar de ser raro um diagnóstico unânime.
- Cerca de 40% das pessoas se recuperam da dor em uma semana.

- Mais de 20% se sentem melhor depois de três semanas — essa melhora ocorre depois do tratamento apropriado.
- Uma alta porcentagem de pessoas que já sofreram um ataque de dor nas costas terão uma recaída, a menos que façam algum tratamento. É melhor não tentar fazer um autodiagnóstico: procure um médico para evitar algum problema mais sério. Talvez seja necessária a opinião de um especialista.

Como foi dito, 90% dos casos de dor nas costas não têm uma causa específica. No entanto, antes de iniciar os exercícios preventivos descritos neste livro, é bom ter o aval de um médico. Esses exercícios, em sua maioria, são simples, de fácil compreensão, e nenhum requer um esforço excessivo.

Normalmente as pessoas têm uma explicação para a dor nas costas. Os motivos são muitos: passar longas horas cuidando do jardim ou fazendo consertos domésticos, levantar muito peso, fazer um movimento desajeitado, estar fora de forma, exagerar no esporte. Mas, em geral, o maior motivo é simplesmente a falta de cuidado com as costas nas atividades cotidianas. Além da fadiga, do *stress* e da tensão, que também desempenham seus papéis.

As partes das costas que mais apresentam problemas são:

- A parte inferior, entre a cintura e as nádegas.
- A parte superior.
- Pescoço e ombros.

A maioria de nós nem sabe que abusa das costas no correr do dia e desconhece o mal que isso aos poucos provoca. Ficamos surpresos quando a dor nas costas começa — geralmente de maneira inesperada —, mas raramente tomamos precauções para que essa dor não ocorra. O *stress* acumulado vai sobrecarregando o organismo, até que alguma coisa dá errado e um movimento banal, como um espirro mais forte ou um passo em falso, funciona como a gota d'água, provocando uma crise de dor nas costas.

A dor nas costas geralmente é conseqüência da falta de tônus muscular, pois é nas costas que se deposita grande parte do *stress* e da tensão. O *stress* decorrente das pressões no trabalho acaba se alojando no pescoço, nos ombros ou na base das costas, manifestando-se em forma de músculos tensos e retesados. Alteramos nossa postura para diminuir esse desconforto e, assim, as costas acabam saindo do alinhamento correto. Muitos de nós vivem continuamente nesse estado de desequilíbrio físico, e a nossa postura vai se alterando inconscientemente para compensar esse desequilíbrio. A dor nas costas não mata e, por isso, seu tratamento tem baixa prioridade numa época de poucos recursos destinados à saúde pública. Assim, precisamos arcar com essa responsabilidade, aprendendo a cuidar das nossas costas. Quando a dor ataca, a maioria das pessoas promete fazer alguma coisa para resolver definitivamente o problema. Assim, iniciam os exercícios numa onda de entusiasmo, que arrefece tão logo o mal diminui. Poucos persistem e as boas intenções com que começaram os exercícios são logo esquecidas.

Na verdade, um mínimo de prevenção evitaria a maioria dos casos de dor nas costas.

Mantemos os músculos muito tensionados durante o dia inteiro, geralmente sem ter consciência disso. Os maus hábitos de postura, adquiridos especialmente no trabalho, fazem com que os músculos fiquem fracos e rígidos e gerem mais fadiga e mais *stress* físico.

A dor nas costas limita o bem-estar e interfere no estilo de vida. Pode ser terrível, mas geralmente passa. A coluna é incrivelmente resistente — afinal foi feita para durar no mínimo 70 anos. Mas um problema nas costas envelhece mais do que qualquer outra coisa. Esperamos que esta breve introdução o convença a assumir a responsabilidade por suas costas e a criar defesas contra esse flagelo moderno.

Advertência

Os exercícios e recomendações contidos neste livro não se destinam a pessoas com doenças crônicas ou qualquer outro problema que desaconselhe exercícios sem supervisão médica. A aplicação dos conselhos e das recomendações que seguem é de total responsabilidade do leitor, pois este livro tem como objetivo a informação e não a prescrição. Os autores recomendam ao leitor que consulte seu médico antes de começar a fazer os exercícios descritos neste livro.

Foram tomados todos os cuidados para que as informações contidas neste livro estejam de acordo com a opinião médica. Mas ele é só um guia, que não pretende substituir o conselho do seu médico.

Além disso, lembre-se de que há três pré-requisitos para o sucesso: bom senso, cautela e dedicação. Não dá para fazer tudo numa semana: o bom senso diz para começar aos poucos. Costumamos ficar superentusiasmados no início de qualquer programa que vise a saúde e a boa forma — somos arrebatados pela onda de entusiasmo e podemos acabar nos machucando. O cuidado consiste em praticar corretamente os exercícios, tendo em mente o objetivo de cada um deles. O fator dedicação entra em cena quando você percebe que os resultados são lentos e constantes, e vão aparecendo à medida que você trabalha para manter suas costas livres de dores. Ninguém pode fazer isso por você que, na verdade, é o maior interessado. Fora isso, faz um bem enorme sentir que assumimos a responsabilidade pelas nossas costas.

2. Sobre os exercícios

Nosso objetivo neste livro é dar ao leitor uma orientação sobre os exercícios em geral e depois orientações específicas sobre os exercícios que o ajudarão a melhorar a postura, a proteger as costas e a reduzir a tensão e o *stress* provocados pelo trabalho. Trata-se de conseguir uma boa postura — e não de treinar para uma competição.

Benefícios do exercício

Nosso corpo precisa de exercícios regulares para funcionar bem. Eis alguns dos benefícios que eles trazem:

- Ajudam a manter o peso. Além de ajudá-lo a queimar calorias, eles tonificam os músculos, fazendo com que você pareça mais magro e se sinta melhor.
- Melhoram a circulação sanguínea no corpo inteiro. As pessoas que se submetem a operações de varizes são aconselhadas a manter um rigoroso programa de caminhadas para acelerar a cura.
- Mantêm as articulações funcionando em toda a sua capacidade e podem ajudar a limitar os efeitos da artrite e de outras doenças degenerativas.
- Promovem uma diminuição geral da tensão e do *stress*, ajudando-o a relaxar e até a dormir melhor. Alguns médicos prescrevem exercícios como parte do tratamento de doenças depressivas.

A maioria das pessoas deveria fazer exercícios diariamente, mas deixando os exercícios muito vigorosos apenas para os atletas.

No início, é fácil ser arrebatado por uma onda de entusiasmo. Mas isso é um erro, pois o excesso de exercício pode ser prejudicial. O excesso leva à fadiga crônica, aumenta a suscetibilidade a doenças, deprime o sistema imunológico e aumenta a incidência de infecções virais, como resfriados e gripes. Em geral, é bom evitar os exercícios durante uma infecção, especialmente os exercícios aeróbicos, como corrida, ciclismo ou esportes pesados. Mas um pouco de atividade física todos os dias traz enormes benefícios. Muitas pessoas acham que se exercitar significa praticar uma atividade agitada. Mas não é verdade, pois os exercícios de baixa intensidade são tão eficazes quanto os exercícios de alta intensidade. Ou até mais, pois estes últimos têm um alto índice de desistência: as pessoas ficam desencantadas ou entediadas com infindáveis sessões de exercícios pesados quando esperavam resultados mais rápidos. Até o *jogging* ficou superado e sabe-se agora que caminhar com passos acelerados é mais benéfico e menos perigoso. A idéia é considerar os exercícios como algo essencial (como escovar os dentes) e como uma atividade normal do seu dia. Mas não exagere — lembre-se de que estamos falando de níveis básicos de boa forma e não de um treinamento olímpico.

Tipos de exercícios

Os exercícios podem ser agrupados em três categorias:

1. Aeróbicos

Esses exercícios aumentam a resistência, beneficiando o coração e aumentando a capacidade de absorção de oxigênio. Incluem atividades como andar, correr e pedalar, componentes essenciais de um programa amplo de exercícios e de condicionamento físico.

2. De fortalecimento

Fazem parte desse grupo os exercícios que trabalham os músculos e a resistência muscular — aumentando nossa capacidade de enfrentar com relativa facilidade certas exigências da vida diária, como carregar pesos, ou qualquer outra atividade que exija um esforço contínuo. Incluímos alguns desses exercícios neste livro.

3. De flexibilidade

São exercícios que visam ampliar os movimentos das articulações, dos músculos e dos ligamentos, para melhorar a nossa capacidade de dobrar e de girar o corpo. Sob os rigores da vida diária, perde-se facilmente a flexibilidade. A força e a flexibilidade são a principal preocupação quando se trata de proteger as costas.

É a vida sedentária que prejudica o bom funcionamento do corpo fazendo com que os ossos e os músculos enfraqueçam. Lembre-se de como fica frágil um membro quebrado depois de poucas semanas de gesso. *Precisamos* de atividade — forçar um pouco o corpo —, pois a falta de exercício significa envelhecer mais depressa.

Os ambientes em que vive a maioria de nós são parte do problema. São ambientes modernos, *hi-tech*, repletos daquelas máquinas e aparelhos feitos para poupar esforço, que enchem nossa casa, nosso jardim, nosso local de trabalho. Essas coisas de fato facilitam a vida e só um louco defenderia o retorno à vida dura de antigamente. Só que raramente temos a oportunidade de, com uma boa atividade física, liberar o *stress* acumulado, a menos que ativamente busquemos isso. Então, diante de alguma nova exigência, descobrimos que nos falta preparo físico. Músculos que são regularmente alongados e exercitados estão sempre prontos para a ação. Mas, com exceção daqueles que procuram praticar exercícios, a maioria das pessoas age dentro do nível mínimo de condicionamento que suas tarefas exigem. Uma pessoa fora de forma tem muito menos capacidade de reagir bem a uma situação inesperada que demande mais energia.

Por favor, não comece a fazer exercícios como se o mundo fosse acabar amanhã. Adapte-se aos poucos a uma rotina. Para colher benefícios, o importante é se propor a fazer exercícios todos os dias (mais tarde daremos algumas idéias e sugestões de como combinar exercícios) e perseverar. A recompensa é enorme em termos de menor vulnerabilidade à dor nas costas. Uma das mais eficazes defesas contra a dor nas costas (depois de uma recuperação ou, o que é ainda melhor, como prevenção) é um programa de exercícios para fortalecer os músculos e proteger as costas e a coluna.

Nós nos propomos a mostrar a você como praticar esses exercícios.

Aquecimento

O aquecimento, antes de qualquer exercício, é essencial para evitar lesões nos músculos e nos ligamentos. No nosso caso, como não estamos cogitando exercícios vigorosos, o aquecimento também é um processo suave. O aquecimento prepara o corpo para a ação, lubrificando tecidos e articulações. Torna mais fácil os exercícios, pois os músculos trabalham melhor quando estão aquecidos e relaxados. Comece sempre devagar, nunca com alongamentos excessivos. À medida que seu corpo for se acostumando às rotinas e se adaptando, sua capacidade de alongar aumentará muito.

Seguem-se alguns exercícios de aquecimento: à medida que for adquirindo o hábito de se exercitar, escolha os que mais lhe convêm.

Marchar no mesmo lugar

Marche sempre no mesmo lugar, aumentando o ritmo, erguendo cada vez mais os joelhos. Deixe os braços balançarem para a frente e para trás.

Estender as mãos para o teto (ou "movimento de colher frutas")

Estenda os braços na direção do teto, o máximo possível. Primeiro um braço, depois o outro e finalmente os dois juntos. Incline *levemente* a cabeça para trás, para olhar o teto, ou olhe para a frente.

Círculos com os braços

Faça círculos grandes e lentos com os braços para soltar as articulações dos ombros — faça os braços roçar nas orelhas cada vez que passarem por elas — primeiro com um braço, depois com o outro e, finalmente, com os dois. Repita na outra direção.

Sacudir os membros

Sacuda um braço, depois o outro e finalmente os dois juntos. Faça o mesmo com as pernas e os pés, como fazem os nadadores enquanto se aquecem para uma competição.

Rotação dos ombros

Gire lentamente cada ombro, primeiro para trás, depois para a frente. Faça um círculo bem amplo, deixando o outro ombro parado. Faça o movimento com um ombro de cada vez, depois com os dois juntos.

Respirar

Sempre é bom respirar profundamente. Inspire ao erguer os braços para a frente e para cima, ficando na ponta dos pés. Expire e relaxe ao baixá-los.

Balanço das pernas

Movimente cada perna para trás e para a frente, segurando no tampo da mesa ou no encosto da cadeira. Aumente aos poucos a amplitude do movimento.

Ative, aos poucos, as articulações e os músculos, preparando-os para a ação. A meta é fazer com que todas as articulações realizem uma ampla variedade de movimentos.

Movimentos que devem ser evitados

Há alguns movimentos que é melhor evitar, pois são potencialmente prejudiciais.

Elevar as duas pernas

Evite qualquer exercício que implique estender as pernas e erguê-las ao mesmo tempo. Esses exercícios são recomendados, geralmente, para enrijecer os músculos do abdômen, mas na verdade são os músculos do quadril que realizam mais esforço, o que provoca uma pressão muito grande na base das costas.

Flexões abdominais

Vale aqui a advertência acima. O músculo do quadril realiza o esforço e a pressão é grande na base das costas. O exercício descrito na página 166 — elevação da cabeça e dos ombros — é muito mais seguro.

Tocar os dedos dos pés

Esse exercício força os tendões da parte de trás das coxas. Mas, como esses tendões custam a se alongar, são os músculos da base das costas que acabam se alongando.

Impulso da perna para cima

Para fazer esse exercício — em que a pessoa, em pé, impulsiona à frente uma perna estendida —, é comum erguermos demais a perna, o que distende as articulações do quadril e comprime as articulações da base das costas e entre as vértebras.

Erguer os braços e as pernas

Nos exercícios que se faz deitado ou sentado no chão, não erga os braços e as pernas ao mesmo tempo, pelas mesmas razões mencionadas acima.

Flexões dos joelhos

Ao flexionar os joelhos, não os force além de um ângulo reto. Em outras palavras, mantenha as coxas paralelas ao chão. É muito fácil distender os ligamentos dos joelhos.

Girar o pescoço

Descrever círculos com a cabeça pode prejudicar as vértebras cervicais, a menos que isso seja feito de maneira muito suave.

Observações

Cuidado para não arquear demais as costas, pois esse é um movimento que comprime os discos e as articulações da coluna. Ao realizar esse movimento, apóie a base das costas com as mãos (ver página 70).

Tome cuidado com todos os exercícios em que é preciso dobrar ou torcer o corpo, pois podem machucar caso não sejam feitos corretamente. Nunca faça um alongamento com as pernas esticadas — mantenha os joelhos levemente flexionados e dobre o corpo na altura dos quadris, não da cintura.

Assuma com você mesmo o compromisso de se exercitar regularmente e vá aumentando gradualmente o tempo. Vá aos poucos, usando o bom senso, concentrando-se no que está fazendo. Assim, o sucesso será garantido e duradouro. E lembre-se: não adianta fazer todos os exercícios e depois voltar aos maus hábitos de postura. Aprenda a ficar atento às suas costas.

Encaixar o quadril e fortalecer os músculos abdominais — A chave para ter costas fortes

O fortalecimento dos músculos abdominais é altamente benéfico — na verdade, é essencial para se ter uma boa postura e costas fortes e bem protegidas. Esses músculos agem como um sistema de sustentação, estabilizando movimentos como dobrar, girar e erguer. Aliviam também a tensão na base das costas e sustentam os órgãos internos. Quando são fracos, eles contribuem — e muito — para a dor nas costas. A pélvis afunda para trás, provocando uma curvatura excessiva da coluna. Assim, a coluna sai do alinhamento, pois o corpo inteiro pende para a frente.

Quanto mais fortes os músculos abdominais, mais apoio terão a coluna e a parte inferior das costas. A pressão abdominal é mantida, ajudando a preservar a correta curvatura da coluna.

A figura à esquerda, logo abaixo, mostra como os músculos abdominais fortes sustentam a coluna. A figura à direita demonstra como os músculos abdominais fracos e flácidos provocam pressão na parede anterior do abdômen, retirando o apoio da coluna. Imagine um balão cheio de ar entre suas mãos estendidas. Ao aproximar as mãos, você vai sentir imediatamente a pressão do ar dentro do balão. É assim que os músculos abdominais ajudam naturalmente a sustentar a coluna. A chave para fortalecer os músculos abdominais, impedindo que a parte inferior das costas afunde, e sustentar a coluna é encaixar o quadril.

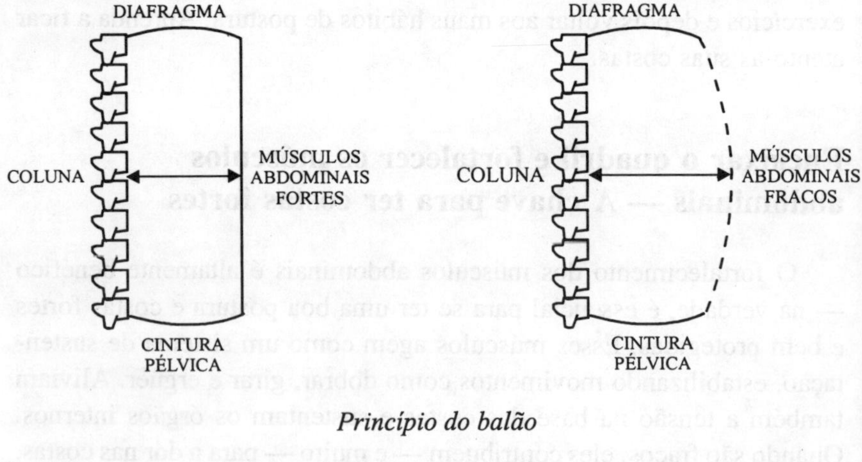

Princípio do balão

Esse movimento — encaixar o quadril — controla a posição da pélvis e, portanto, a força e o equilíbrio das costas e do tronco. Quando aprender a fazê-lo, terá uma base sólida para desenvolver bons hábitos de postura, em todos os exercícios e nas atividades diárias. Vai perceber também que será menos cansativo ficar sentado ou de pé por longos períodos.

Encaixar o quadril — em pé

1. Fique em pé, com as costas apoiadas numa parede (ou porta), mantendo uma distância de 15 centímetros entre os calcanhares e a parede, e de 15 centímetros entre os pés.
2. Faça os ombros e as nádegas tocarem a parede — ficará um espaço entre a base das costas e a parede, onde cabe a sua mão aberta.
3. Deixe os joelhos levemente flexionados.
4. Tire a mão e tente eliminar esse espaço encostando a parte inferior das costas na parede — empurre-a para trás para que toque a parede.
5. Ao mesmo tempo, olhe para a frente e mantenha o queixo reto. Procure manter a parte de trás da cabeça encostada na parede. Talvez isso seja difícil no início, mas à medida que a sua postura for melhorando, você vai conseguir ficar com a cabeça apoiada na parede.

As pessoas que têm ombros caídos demoram para atingir essa meta. Mas não é impossível. Com perseverança, os músculos anteriores dos ombros, curtos e tensos, vão relaxar e se soltar. Em pouco tempo você ficará surpreso com a diferença.

Mantenha os ombros sempre nivelados e relaxados. Uma boa dica é lembrar-se de manter a maior distância possível entre as orelhas e os ombros.

Quando a base das costas encosta na parede, a pélvis se inclina para cima. Esse movimento ajuda a suavizar a curvatura excessiva da parte inferior das costas, à medida que se contraem os músculos abdominais. O objetivo desse exercício é fazer com que a cabeça, os ombros, a base das costas e as nádegas toquem a parede ao mesmo tempo (essa não é a posição normal da parte inferior das costas, mas não se preocupe: esse é um exercício feito para encaixar o quadril).

Há uma dica que o ajudará a descobrir qual é o seu objetivo: enquanto estiver encostado na parede, apóie um dos pés sobre um banquinho, ou algo parecido, de maneira que a coxa da perna erguida forme um ângulo reto com o chão. Você vai sentir imediatamente que o quadril se encaixa e que fica mais fácil encostar a parte inferior das costas na parede. Então, contraia os músculos abdominais e coloque o pé no chão. Quando conseguir manter essa posição (ou quase), afaste-se da parede, procurando manter a sensação pouco familiar da boa postura.

Pratique esse exercício várias vezes durante o dia, até que se torne mais natural e menos tenso. É um dos melhores movimentos para as costas. Ande nessa nova posição, sentindo a diferença. No início você ficará assustado com a distância entre suas costas e a parede, mas persevere. O progresso vai ser rápido.

Encaixar o quadril — sentado

1. Sente-se com as nádegas bem no fundo da cadeira — mantenha as costas eretas.
2. Empurre a parte de baixo das costas contra o encosto da cadeira, enrijecendo os músculos abdominais e, assim, encaixando o quadril.
3. Mantenha os ombros relaxados e para baixo. Procure imaginar que há um cordão puxando para cima o topo da sua cabeça — isso vai abrir o seu peito.

Assim como no exercício anterior, é bom colocar um dos pés num banquinho, pois isso vai ajudá-lo a encostar a parte inferior das costas no encosto da cadeira.

Encaixar o quadril — deitado

Esse é um ótimo exercício de relaxamento.

1. Deite-se de costas, com os braços ao longo do corpo, joelhos dobrados num ângulo de 45 graus e as solas dos pés apoiadas no chão.

2. Coloque uma das mãos no espaço vazio que se forma entre a parte inferior de suas costas e o chão (como ao encaixar o quadril em pé).
3. Tire a mão e preencha esse espaço apoiando a parte inferior das costas no chão. Para isso, contraia os músculos abdominais. Você vai perceber que os seus quadris vão mais para a frente e se encaixam.

O movimento de encaixar o quadril, mantendo essa posição, é básico para realizar todos os exercícios deste livro. Procure fazer esse movimento várias vezes por dia. Assim a coluna fica mais protegida, pois suas curvas se mantêm na forma ideal, livres de pressão.

3. Sobre a postura

A coluna é o ponto central da estrutura do nosso corpo e, portanto, fundamental para a postura. Ela tem as seguintes funções:

- É o canal que abriga e protege a medula espinhal, que traz mensagens do cérebro para controlar quase todas as funções do corpo.
- Permite completa flexibilidade e mobilidade.
- Age como o "vigamento" do corpo, para que ele possa sustentar o próprio peso e ainda carregar pesos extras.

A suave curvatura em S de uma coluna normal permite perfeito equilíbrio e distribuição de peso, mantendo o centro de gravidade do corpo no local correto. Se as costas perderem, por qualquer razão, essa curvatura suave, há muito mais risco de dor. A posição da cintura pélvica também é muito importante, pois é com relação a ela que a coluna se apóia no chão por meio das pernas. O apoio proporcionado por músculos fortes é essencial para manter os ossos, as articulações, os ligamentos e outros tecidos da coluna protegidos e saudáveis. Quando os músculos das costas estão em boa forma, eles mantêm a curvatura normal da coluna, levando a uma boa postura. Assim, dá para compreender a importância dos exercícios que fortalecem os músculos responsáveis pela boa postura, pois é grande o *stress* suportado pela coluna no dia-a-dia.

Controle da postura

Fatores gerais que influenciam a postura

- Atuação constante da força da gravidade.
- Fatores hereditários ou genéticos, como ter uma perna mais curta do que a outra, são muito comuns e afetam a postura.
- Movimentos específicos, repetidos nas rotinas diárias.
- Hábitos negativos inconscientes, como cabeça e ombros caídos.

Fatores individuais que influenciam a postura

- Fraqueza ou força muscular no abdômen, nas costas e nas pernas.
- Flexibilidade dos quadris (observe o modo de andar de diferentes pessoas).
- Curvatura das costas — a curva em S pode ser suave ou acentuada demais.
- Peso abdominal excessivo — barriga volumosa ou gravidez.
- Alinhamento dos pés, dos joelhos e das pernas: se estiverem desalinhados, a postura acabará sendo afetada.
- Posição do pescoço e dos ombros.
- Posição da cabeça com relação ao pescoço e aos ombros — esse fator é de máxima importância para a postura.

Vamos fazer uma análise geral da postura.

A postura não é estática, mas dinâmica — mesmo quando o corpo está em repouso. O tempo inteiro, mesmo durante o sono, ocorrem movimentos imperceptíveis dos músculos. A postura é um hábito, um procedimento aprendido que, se necessário, pode ser reaprendido. É um padrão de comportamento inconsciente, controlado em todas as situações por um mecanismo automático. Assim como ficar em pé, sentar, andar e realizar tarefas específicas, por exemplo, envolvem decisões conscientes, os hábitos de postura também podem ser alterados através do esforço consciente. Modificamos inconscientemente nossa postura ao reagir a estímulos inesperados — enrijecemos os ombros, jogamos a cabeça para trás ou nos movemos instintivamente, sem tempo para pensar em nossas ações.

Acumulamos tensão ao longo dos anos e, conseqüentemente, a rigidez progressiva e até a inclinação lateral substituem a boa postura. Adotamos habitualmente certas posições, sem saber o mal que isso nos causa. Por exemplo, alguns dentistas acabam ficando com um ombro mais caído do que o outro depois de trabalhar anos e anos numa posição pouco natural. Outras pessoas, em situações semelhantes, se inclinam para o lado, nesses casos, para compensar o desequilíbrio, sobrecarregam os outros músculos, aumentando o cansaço diário.

Nossa postura reflete nossos hábitos. Precisamos aprender a reagir continuamente à força da gravidade. Mas é fácil ceder à posição de menor resistência e, depois que nos acostumamos a pender a cabeça e os ombros, qualquer tentativa de corrigir a postura parece forçada. Assim, a postura errada se torna uma norma. Precisamos vencer a gravidade e não sucumbir a ela. Parte do problema é que raramente temos a oportunidade de ver alguém com boa postura ou de imitar um modelo, pois a decadência da postura começa bem cedo na vida. A boa postura chama a atenção porque é rara. Ela foi se perdendo, juntamente com os antiquados conceitos de conduta, comportamento e até de ideal militar. Em qualquer instituição militar luta-se para corrigir a postura de cada nova turma de recrutas.

Podemos não saber como é a boa postura, mas ao vê-la nós a reconhecemos. Basta olhar rapidamente para um grupo de pessoas para perceber como estamos distantes do ideal — a distância é ainda maior no Ocidente. As palavras "porte" e "presença" têm íntima relação com a boa postura, evocando a imagem de uma pessoa que se movimenta bem, com equilíbrio e graça.

A postura é um indicador do humor e geralmente reflete nossos sentimentos: a postura desleixada reflete abatimento ou tristeza; o pescoço e ombros tensos refletem uma atitude defensiva. As posturas que assumimos, por sua vez, influenciam o tratamento que recebemos dos outros. A má postura afeta radicalmente a aparência — geralmente para pior — e, o que é ainda mais significativo, acaba afetando o funcionamento do corpo, pois anos de mau uso desgastam nossa estrutura muscular. O bom senso nos diz que se ignorarmos a postura teremos muito mais probabilidades de ter menos vitalidade e menos saúde.

Resumindo: a postura depende de hábitos — a boa postura é resultado de bons hábitos, e o contrário também é verdade. A má postura sobrecarrega a coluna e as costas, enquanto a boa postura alivia o esforço. *Podemos* mudar os maus hábitos com vontade e perseverança. A má postura pode melhorar sensivelmente. Mas não vale a pena ficar falando sobre postura, a menos que estejamos determinados a fazer alguma coisa por ela. Assim, vamos ver agora como conseguir uma boa postura.

4. Boa postura — Como conquistá-la

Não existe uma descrição abrangente de boa postura, pois há pessoas de todos os tipos e tamanhos, e qualquer generalização seria pouco realista. No entanto, podemos tentar traçar alguns parâmetros.

A postura ideal é aquela em que as costas ficam sujeitas a um mínimo de esforço, mantendo suas curvas normais. Ela requer uma posição que é mantida com um mínimo dispêndio de energia e esforço muscular. Parece simples, mas é muito mais fácil descrever do que praticar.

Há duas chaves para a boa postura: primeiro, a posição da cabeça com relação à coluna e, segundo, o quadril sempre encaixado, o que ajuda a manter a curvatura da coluna no alinhamento correto. Imagine um cordão preso ao topo da sua cabeça e a uma roldana no teto. Esse cordão o puxa para cima, mas você mantém o queixo em posição normal. Não abuse dessa imagem, pois o objetivo é regularizar a curvatura excessiva da coluna, e não, deixar as costas totalmente retas. Estenda as mãos para cima e as curvas voltarão suavemente para sua forma normal. A coluna e o pescoço se alongam à medida que o topo da cabeça se eleva em direção ao teto. Não subestime a importância da posição da cabeça. Ela pesa de cinco a oito quilos e deve ser sustentada corretamente para que seja possível manter uma boa postura.

A coluna trabalha melhor quando alongada da maneira descrita acima. Outra boa idéia é visualizar o corpo como uma série de caixas empilhadas. Se uma das caixas é retirada — por exemplo se você joga a cabeça para a frente —, então fará com que surja uma curva compensatória, ou "caixa", forçada para trás. O centro de gravidade do seu corpo é atrás do umbigo, lá dentro do abdômen, quando você está de pé. Quando você se inclina, o centro de gravidade se desloca para a frente, acima dos dedos dos pés. Com esse deslocamento você se sente pesado e automaticamente estica os joelhos, tensionando os músculos para não cair. Boa postura significa que o centro de gravidade está sempre onde precisa estar, dentro dos parâmetros do corpo. Isso se aplica a qualquer situação e se baseia no bom senso. Você se cansa menos quando as curvas da coluna trabalham em torno do centro de gravidade do corpo, para ajudá-lo a se equilibrar. A boa postura é o resultado dessa ação.

Orientações gerais

Imagine que um fio de prumo imaginário desce de um ponto acima da sua cabeça. Para se ter uma boa postura, ele deve passar pelas seguintes partes:

Lóbulo da orelha
Parte de cima do ombro
Meio da coxa
Logo atrás da rótula (do joelho)
Logo na frente do osso do tornozelo

Para você ter uma idéia da sua postura atual, é bom examinar-se num espelho de corpo inteiro, onde possa ver-se de todos os ângulos. Fique de pé normalmente, observe-se e responda as seguintes perguntas:

- Sua cabeça está reta e centrada nos ombros? Está inclinada para um lado? Está jogada para a frente, forçada para trás ou enterrada no corpo?
- Sua coluna é reta ou torta? Ela tem curvas excessivas ou pouco pronunciadas?
- Seus ombros estão nivelados? São curvados ou caídos para a frente?

- Seu peito está para a frente ou afundado? Seu quadril está inclinado para um lado? Seus joelhos estão esticados? Dá para ver tensão em alguns músculos e flacidez em outros?
- Parece que há algo que o empurra para baixo? A gravidade está vencendo?

Fique de lado para o espelho e repita esse exame — você está inclinado para trás? Depois de um bom exame, relaxe totalmente, como se não tivesse consciência alguma da sua postura. A maioria das pessoas fica chocada ao ver essa imagem no espelho. Depois, fique de pé seguindo as orientações apresentadas anteriormente e veja — sinta — a diferença.

Pontos importantes

1. Fique de pé na frente do espelho
2. Veja se há alguma parte do corpo torta, que você gostaria de modificar.
3. Tente se colocar na nova posição. No início, ela será cansativa, pois os músculos estão distendidos. Esse desconforto vai melhorar à medida que você for praticando e se acostumar com a mudança.

Para modificar a postura precisamos:

- Tomar consciência da postura atual e das nossas reações inconscientes.
- Tentar melhorar nossa postura e ter sempre consciência de todos os nossos movimentos.

Persevere nessa nova atitude, por mais difícil que seja no início. Você se surpreenderá com tudo o que consegue perceber em você mesmo, provavelmente pela primeira vez, e com o que é preciso fazer a respeito. Procure ser um observador interessado no próprio comportamento e depois pratique seus hábitos de boa postura, recém-descobertos. Muitas vezes, ouvimos conselhos como: "Fique direito", "Ombros para trás", "Peito para a frente"; mesmo assim, nossa postura continua distante da ideal. Conseguimos reconhecê-la em dançarinos, em atores, em músicos e em modelos, que aprendem a ter uma boa postura como parte essencial do seu treinamento. Os princípios que eles aprendem — movimentos fluidos, econômicos — podem ser usados por todos nós. Poucos têm naturalmente uma boa postura, alguns precisam dela em sua profissão e o resto precisa trabalhar para consegui-la.

Indicadores

- Fique de pé — com os pés um pouco separados (a mesma distância dos ombros), o peso distribuído igualmente nos dois pés.
- Deixe os joelhos levemente flexionados — e encaixe o quadril.
- Mantenha os ombros relaxados, um pouco para trás para que as costelas se elevem. Se girar as mãos de maneira que as palmas fiquem para a frente, você sentirá que seus ombros vão um pouco para trás.
- Mantenha o queixo reto e os braços soltos.
- Procure empurrar o topo da cabeça na direção do teto — ao mesmo tempo, mova levemente a cabeça para trás.

É ótimo praticar com um livro ou com uma almofada sobre a cabeça. Experimente. Se você se inclinar para a frente com o livro sobre a cabeça, vai sentir imediatamente que os músculos do pescoço se tensionam — é preciso, para agüentar o peso. Você corrige a postura automaticamente quando se apruma, para aliviar o esforço e agüentar o peso de maneira mais confortável. Isso lhe dá uma idéia da importância da posição da cabeça.

Algumas idéias úteis:

1. Imagine-se alto — pense na roldana e no cordão que o puxa para cima; mantenha o queixo reto.
2. Imagine-se amplo — ombros largos, nivelados, relaxados — peito aberto.
3. Mantenha o quadril encaixado para fortalecer os músculos abdominais.

Lembre-se desses pontos e ponha-os em prática várias vezes durante o dia; lembre-se também de que essa nova consciência deve se estender para a maior parte dos aspectos de sua vida. Adquira o hábito de se examinar com freqüência, sempre que puder.

Benefícios da boa postura

Os maiores benefícios são:

- Ajuda a manter a coluna forte e flexível, usando um mínimo de energia para equilibrar corretamente o corpo.
- Ajuda o corpo a passar por seu desgaste natural com um mínimo de atrito e rigidez.
- Quando a coluna se mantém em posição correta, os órgãos internos funcionam mais livremente.
- A boa postura facilita a respiração e a circulação, tornando-as mais eficientes: seus pulmões conseguem se expandir melhor, o que resulta num sangue mais oxigenado.
- Evita a compressão dos discos e das articulações vertebrais — você parece instantaneamente mais magro e readquire a sua estatura certa (a postura relaxada e caída faz você perder muitos centímetros).
- Não é só a aparência que melhora; a boa postura transmite confiança, fazendo com que os outros reajam positivamente com relação a você. A postura reflete sua atitude e até a sua competência. Tem muito mais impacto do que a maioria percebe, pois é uma das primeiras coisas em você que chama a atenção dos outros.
- Finalmente — o que é nossa preocupação básica — vai minimizar o risco de dor nas costas.

A boa postura solta os músculos tensos e é um fator essencial na reparação dos danos causados pela vida sedentária. Você fica em posição muito melhor para se adaptar à gravidade, principalmente à medida que envelhece. Ela facilita o equilíbrio e a força física aumenta, pois você a usa muito melhor. No caso da boa postura, a prática leva à perfeição.

5. Má postura — Por que você deve evitá-la

Ainda não há uma boa estimativa dos efeitos negativos da má postura, mas isso está mudando. Até mesmo na área do condicionamento físico, só agora se começa a estudar com seriedade os efeitos da má postura. As causas da má postura são tão numerosas que se pode alegar qualquer coisa sem muito risco de contradição. Parte do problema é que o nosso corpo reage automaticamente a certas situações ou pessoas: essas reações habituais se tornam inconscientes e podem ser muito nocivas no que diz respeito à postura.

Um fator que muito contribui para a postura errada é o mau alinhamento da cabeça com relação à coluna. As crianças da pré-escola começam bem, despreocupadas com a postura. Mas os maus hábitos começam quando a criança vai para a escola e passa a estudar sentada a uma mesa — na escola e em casa — além de adotar uma postura desleixada na frente da TV. Quase que invariavelmente a criança entra num processo progressivo de tensão muscular e de posições defensivas, à medida que os desvios de postura se instalam — desvios que provavelmente vão ficar ainda mais arraigados na adolescência.

Como vimos, a má postura pode ser definida como qualquer posição em que as costas e as estruturas relacionadas com ela fazem um esforço desnecessário. É fácil compreender como e onde impomos esse esforço durante a vida.

Alguns fatores ambientais, no trabalho e no lazer, também são prejudiciais: usamos equipamentos muito mal projetados — cadeiras, bancos de carro, iluminação, escrivaninhas (a lista dos possíveis culpados é infindável). As coisas estão mudando, mas ainda há muito a ser feito nesse campo. Várias pessoas reclamam das costas quando passam muitas horas em pé, sentadas ou trabalhando em posições incômodas. A tensão acumulada durante o dia de trabalho se manifesta como dor nas costas. Raramente sentimos essa tensão muscular em meio ao corre-corre de um dia de trabalho. Assim, as modificações são lentas, sutis e nocivas. É comum favorecermos um dos lados do corpo durante nossas atividades cotidianas (como resultado, podemos sofrer Lesões por Esforços Repetitivos ou LER — tratadas no Capítulo 7). Isso faz com que a falta de equilíbrio físico se torne normal. Vamos desenvolvendo um escudo em camadas, pois a tensão é constante e não é tratada à medida que surge. Os músculos vão ficando mais curtos e tensos ou distendidos e fracos. Se, por exemplo, uma pessoa passa o tempo inteiro debruçada sobre uma escrivaninha, o corpo se adapta a essa posição: os músculos da parte de trás dos ombros ficam mais longos e mais fracos, à medida que os músculos do peito e da parte da frente dos ombros ficam mais curtos e mais rígidos. Se não tomar uma providência, essa pessoa tende a ficar com os ombros caídos.

A gravidade é um fator importante no caso da má postura. A gravidade (e o peso que sustentamos) está sempre conosco. É fácil ceder a ela e "despencar" — perdemos até dois centímetros de altura durante o dia (recuperamos essa altura à noite, pois com o corpo deitado, os discos da coluna retomam à sua forma à medida que são reidratados, o que faz com que a coluna volte a apresentar o seu comprimento normal — ou quase). Outro fator importante é a ignorância com relação ao dano causado por maus hábitos no trabalho e à possibilidade de mudar esses hábitos.

Em certos casos, existem também fatores emocionais. A ansiedade pode se manifestar como tensão muscular, especialmente no pescoço, nos ombros e nas costas. É possível reconhecer atitudes de derrota ou de submissão refletidas numa má postura. A raiva geralmente se aloja no peito rígido. É grande a relação entre a má postura e a mecânica corporal, facilmente observada pelas pessoas à nossa volta. A tristeza se reflete na cabeça caída para a frente. Observe também os ombros curvados da pessoa tímida ou introvertida. A postura está freqüentemente associada com o humor: o andar ereto e os passos largos de quem está confiante ou a postura encolhida de quem está inseguro. Isso tudo envia importantes sinais para os outros, podendo até provocar reações negativas, pois está estreitamente relacionado com a auto-estima.

A falta de exercício também contribui para a má postura. Os músculos não são suficientemente trabalhados e permanecem numa condição insatisfatória. Muitos vivem nesse nível de subdesempenho — não é por querer, mas a vontade de ficar em boa forma se perde em meio às duras exigências da sociedade moderna. A dor nas costas é o resultado de anos de desgaste silencioso da nossa verdadeira capacidade física. Não temos consciência desse estado até que sentimos dor, pois nosso corpo tenta instintivamente se adaptar, se ajustar e compensar. Músculos mais fortes sustentam os mais fracos e toda a estrutura corre o risco de distorção e de deslocamento. O desgaste promovido pela idade pode ser minimizado — exercícios e alongamentos combatem o atrofiamento dos discos e a rigidez muscular decorrentes da diminuição da atividade. A má postura não é inevitável e muito pode ser feito para combater a devastação que ela causa.

Tipos de má postura

A classificação da postura depende, em grande parte, da configuração das curvas da coluna. Lembre-se de que a coluna deve ter a forma de um S suave. Conhecemos vários tipos de desvios de postura (com vários pontos em comum entre si e diferentes combinações possíveis), baseados no tipo de curvatura da coluna e na região em que ocorre. Mas, para simplificar, vamos descrever apenas dois grupos de desvios mais comuns.

As pessoas do primeiro grupo têm uma postura que pode ser descrita como CAÍDA. Esse grupo tem algumas caraterísticas marcantes: curva pronunciada na parte inferior das costas, ombros caídos, muitas vezes acompanhados de músculos abdominais fracos, sustentando uma barriga proeminente, e pélvis inclinada. A respiração é deficiente, pois o peito fica comprimido. A posição da cabeça é geralmente ruim, à frente do eixo vertical, parecendo afundar entre as escápulas. As curvas das costas são exageradas. Essa combinação de desvios de postura é comum em quem trabalha em escritório, em estudantes — até mesmo crianças pequenas — em operários de linhas de montagem e em balconistas. A impressão geral é de um colapso parcial.

Esse grupo, incluindo todas as suas variações, é o mais numeroso.

O outro grupo é o da postura rígida, militar — uma postura que pode ser chamada de AGRESSIVA. Nesse grupo, tudo é exagerado na direção oposta à Postura Caída. A rigidez e a tensão são visíveis no corpo inteiro — a cabeça se desloca para trás e o queixo fica levantado — as costas são rígidas e retas, pois a coluna e os ombros são forçados para trás. O peito fica estufado e erguido, limitando o movimento natural das costelas e do diafragma. Em teoria, essa postura parece ser melhor do que a outra, mas tudo fica muito rígido e tenso. A cabeça se desloca para trás do eixo vertical. É preciso um enorme esforço muscular para manter essa rigidez. As curvas da coluna são muito pouco pronunciadas, principalmente se comparadas à curvatura excessiva da Postura Caída.

Esses são os extremos da má postura, sendo que as outras categorias envolvem desvios mais limitados ou específicos. A maioria das pessoas apresenta pequenas variações desses desvios principais, pois a postura perfeita é realmente muito rara. A chave para quase todos os desvios de postura reside na posição e nos movimentos da cabeça, que controla a tração vertical.

Outros desvios de postura:

- Cabeça muito para trás e para baixo — um desvio muito comum, cuja correção está na técnica de Alexander.
- Ombros erguidos, caídos para a frente ou forçados demais para trás.
- Demasiada tensão muscular visível.

Em maior ou menor grau, todos nós nos identificamos com algum desses tipos de desvio da postura.

Conseqüências da má postura

A má postura está na raiz de muitos problemas, de dores pouco importantes a complicações mais sérias.

Seguem-se alguns desses problemas:

Dor na parte inferior das costas

Esse é, muitas vezes, o primeiro efeito da má postura. Ao sair da sua forma correta, as curvas da coluna deixam de funcionar como amortecedores e, então, qualquer choque pode ter conseqüências sérias. Esse é um local onde geralmente há muita tensão muscular. São comuns também os problemas nos discos e até danos nas articulações da coluna.

Respiração e circulação prejudicadas

Esses problemas geralmente decorrem de um tipo de postura que combina peito afundado com ombros caídos. A capacidade pulmonar fica restrita, afetando diretamente a absorção de oxigênio, o que leva à fadiga e à perda geral de energia. É mais difícil para quem tem Postura Caída expandir o peito, pois os músculos se tornam rígidos e curtos, diminuindo a elevação da caixa torácica. A respiração fica prejudicada, pois a eliminação de dióxido de carbono também é reduzida.

Perda de altura

Isso decorre de um estado constante de excessiva tensão muscular, combinado com os efeitos da Postura Caída. Os discos encolhem à medida que se ressecam e a tendência é não recuperarmos totalmente, durante o sono, a altura perdida se não eliminarmos a tensão através de exercícios, podendo ficar presos a padrões de rigidez muscular.

Dor no pescoço e nos ombros, e dor de cabeça

Esses problemas geralmente acompanham o hábito de ficar com a cabeça jogada para a frente. O pescoço e os músculos das costas ficam tensos para sustentar a cabeça nessa posição — o que, depois de algum tempo, é muito cansativo. Quando a cabeça não se equilibra corretamente, a tensão gerada no pescoço precisa ser compensada em outro lugar. Assim, as curvas da parte superior das costas ficam mais pronunciadas enquanto os joelhos vão para trás, estendidos, para ajudar a suportar o esforço. Os ombros caídos limitam os movimentos da cabeça e do pescoço, sendo muito mais difícil girar a cabeça para um lado do que para o outro. Assim, vamos ficando mais rígidos, e é cada vez mais difícil se aprumar. No trabalho, não é fácil evitar essa posição. Assim, ela se torna crônica e provoca problemas nos maxilares, enxaquecas e outras dores.

Humor e personalidade

A má postura está intimamente relacionada com o humor e com a personalidade. A maneira com que nos colocamos e nos movimentamos revela nossos sentimentos, e provavelmente os influencia. Os sinais que nosso corpo emite afetam a maneira de as pessoas reagirem diante de nós. Essa é uma área fascinante, que ainda não recebeu a atenção que merece.

Fadiga

A fadiga crônica é comum, mas raramente é atribuída à má postura. Parece que ficamos prostrados diante das responsabilidades. Como resultado dessa fadiga, precisamos, com o tempo, trabalhar cada vez mais duro para realizar nossas tarefas, pois enrijecemos nosso "escudo" e o carregamos como um peso. Nosso corpo faz o possível para se adaptar a essa distorção: alguns músculos vão ficando tensos e curtos e, para compensar, outros músculos se tornam longos e fracos.

A má postura é inconfundível, quase como uma impressão digital. Geralmente reconhecemos uma pessoa a distância: a má postura é um traço pessoal difícil de disfarçar. Como tentamos deixar claro, é quase impossível ter um bom desempenho quando a postura é ruim.

Mas, por mais prejudicial que seja, a má postura não é um problema insolúvel: é quase sempre possível resolvê-lo através de exercícios específicos para corrigir a postura e fortalecer as costas.

6. Alongamento e flexibilidade

Consideramos a flexibilidade como a capacidade de realizar, com os músculos e com as articulações, movimentos amplos — capacidade que aumenta com os exercícios de alongamento corretos. Todos nós ficamos mais rígidos com a idade e, a menos que façamos alguma coisa, os músculos tendem a encurtar, diminuindo o alcance dos movimentos das articulações. Assim, começamos a "secar", na medida em que os tecidos se desidratam e endurecem. Nosso objetivo é adquirir flexibilidade suficiente para girar, esticar e curvar o corpo com facilidade. Até recentemente, o alongamento era uma parte pouco valorizada do condicionamento físico. Alongamentos simples e regulares, praticados diariamente, serão de grande ajuda. Não há necessidade de interromper suas atividades normais: na verdade, há mais probabilidade de você persistir nos exercícios quando não há necessidade de aulas ou de aparelhos especiais.

Como alongar

O primeiro passo, paradoxalmente, é relaxar. Só então os músculos poderão se alongar totalmente. Se você alongar demais ou muito depressa, é acionado um reflexo que produz o efeito inverso ao desejado. Precisamos fazer alongamentos lentos, estáticos, suaves — há descrições de vários desses alongamentos na seção de exercícios.

- Aqueça-se com exercícios suaves (veja págs. 14-15)
- Faça os exercícios de alongamento — procure soltar o ar enquanto alonga.
- Alongue apenas até sentir uma tensão moderada — depois mantenha a posição por 10 a 30 segundos. Você vai conseguir manter o alongamento por mais tempo à medida que for se acostumando ao esforço. Se a tensão ficar um pouco mais forte, solte um pouco.
- Concentre-se no seu objetivo.
- Alongue sempre devagar e com suavidade, sem segurar a respiração.

Depois de algumas semanas de prática, quando tiver alcançado o estiramento máximo, ao relaxar até esse ponto você vai perceber que consegue alongar ainda mais e que os músculos ficarão ainda mais relaxados. Mas a idéia é alongar só até sentir uma tensão moderada. Nunca force os alongamentos, ficando atento à dor que o alongamento excessivo provoca. Por meio da prática e da repetição, você vai descobrir que cada vez levará mais tempo para atingir o ponto em que a tensão do alongamento fica muito grande. Os músculos relaxam e os tecidos se adaptam. O alongamento lubrifica todo o sistema e o ajuda a funcionar bem. Para que seja eficaz, o alongamento deve ser mantido no limite máximo da amplitude normal do movimento. Como dissemos, aos poucos você vai ultrapassando esse limite. Depois de um tempo, você vai ver e sentir a melhora. Esse alongamento suave e deliberado, feito de maneira constante e gradual, permite um relaxamento duradouro. Faça alongamentos lentos e estáticos, pois são mais fáceis, mais eficazes, e mais seguros. Não tente fazer alongamentos muito vigorosos — como tocar repetidas vezes os dedos dos pés — pois eles ativam um reflexo que faz o músculo se contrair automaticamente para se proteger.

Benefícios do alongamento

- Menor risco de dor nas costas e de dores musculares, devido à maior amplitude dos movimentos.

- Menor risco de rigidez e de imobilidade das articulações.
- Maior relaxamento mental e físico.
- Melhor circulação sanguínea.
- Melhor aparência física, pois a postura melhora.

Faça alongamentos sempre que puder — procure variar os exercícios a cada dia. Persevere, pois quanto mais praticar, melhor ficará. Faça tudo da maneira mais simples possível, tentando não ficar preso a horários rígidos ou a outros imperativos. É melhor encaixar os exercícios na sua rotina diária sem fazer alterações drásticas nos seus horários. Mas faça regularmente os alongamentos.

Para alcançar os melhores resultados, são necessários dois tipos de exercícios:

1. Alongamentos para aumentar a flexibilidade e melhorar a postura.
2. Exercícios que fortalecem, para manter a nova flexibilidade e a nova postura conquistadas.

7. Mais sobre suas costas — Algumas dicas úteis

Lesões por Esforços Repetitivos (LER)

LER é uma definição genérica para um conjunto de lesões que afetam principalmente as mãos, os punhos, os braços, o pescoço, os ombros e as costas, envolvendo músculos, nervos e articulações. É uma ocorrência cada vez mais comum, especialmente entre pessoas que operam computadores, que trabalham em escritórios ou em linhas de montagem, ou em qualquer ocupação que requeira a repetição constante de certas ações. Em vista da crescente preocupação em relação a padrões de saúde e de segurança nos locais de trabalho, é possível que seja criada, pelo menos em alguns países, uma legislação que garanta esses padrões e essa segurança. Mas, mesmo com toda a boa vontade do mundo, a ajuda por parte de especialistas é limitada. Quase tudo é projetado tendo em vista a média das pessoas, no entanto variamos consideravelmente em altura, em forma, em tamanho e em hábitos. Assim, cabe também a nós combater os rigores do local de trabalho. Alongamentos e exercícios fáceis que protegem nossas costas, incorporados sem muitos transtornos à nossa rotina, contribuirão muito para diminuir o esforço e o *stress* muscular produzidos durante um dia de trabalho.

Quanto mais as empresas fizerem para proteger a si mesmas e a seus empregados, tanto melhor será para todos os envolvidos. Muitas empresas têm consciência disso e estão dispostas a colaborar. Geralmente a solução é simples, sendo apenas uma questão de reorganizar o ambiente de trabalho, de prestar atenção e de saber antecipar os problemas. Nos Estados Unidos foram implantadas medidas — introduzidas em dezembro de 1992 pela Health and Safety Executive — que visam melhorar as condições de trabalho dos operadores de computador, padronizando desde telas e teclados até mesas e cadeiras. Está se dando atenção, também, a aspectos mais gerais do ambiente dos escritórios, como níveis de iluminação, de umidade, e outros equipamentos. Há várias possibilidades de se garantir o próprio bem-estar.

Dicas para quem fica em pé

- Mude de posição de vez em quando — não fique ancorado no mesmo lugar.
- Desloque o peso de uma perna para a outra e descreva círculos com os pés, um de cada vez.
- Entrelace os dedos na nuca para abrir o peito.
- Ande um pouco sempre que puder, sem ser dispersivo.
- Encoste-se numa parede.
- Pratique o exercício de encaixar o quadril, ficando em pé contra a parede.
- Ponha um pé no apoio de uma cadeira (lembre-se de que os balcões de bar têm apoio para os pés para que o freguês se sinta mais relaxado).
- Arqueie as costas com regularidade, como é descrito nos exercícios — suavemente.
- Ande ereto e "olhe o mundo nos olhos" — como diz uma canção.
- Mantenha os joelhos levemente flexionados — nunca esticados.
- Finalmente, lembre-se do boneco preso a um cordão — levante a cabeça, o queixo reto — alongue-se.

Dicas para quem fica sentado

- Sente-se o mais para trás possível na cadeira, especialmente se ela tiver encosto — fique com as costas retas e apoiadas.
- Use um apoio para a base das costas, para eliminar o vazio que fica entre as costas e a cadeira. Mantenha os joelhos no alto: se possível mais altos do que o quadril.

- Use um descanso para os pés — uma lista telefônica serve —, qualquer coisa que o ajude a encaixar o quadril.
- Os descansos para os braços também são uma boa idéia.

Se você usa uma cadeira de escritório, veja se ela está bem ajustada. Verifique a altura, a inclinação, o encosto. O assento deve apoiar no máximo dois terços de suas coxas quando você está com os pés apoiados no chão ou num descanso. A parte inferior das costas deve ficar bem apoiada. A pressão na coluna é máxima quando você está sentado e mínima quando está deitado.

Se você precisa ficar muito tempo sentado diante de uma escrivaninha, experimente substituí-la por uma superfície inclinada, que é menos cansativa do que o tampo horizontal. Use um apoio para os papéis, para que não precise forçar os olhos e fazer esforço. Verifique a iluminação. Procure trabalhar com os antebraços paralelos à mesa, arrume tudo para facilitar sua vida. Levante-se e ande um pouco a cada meia hora, mais ou menos — faça alguns dos exercícios da última parte do livro — e quebre sua rotina. Varie ao máximo a sua rotina diária, procurando não ficar preso à mesa o dia todo. Levante-se para atender telefonemas. Movimente-se sempre que puder. Sentar-se com as costas curvadas é muito mais cansativo do que sentar-se ereto, pois pressiona mais a região e os discos vertebrais. Como seu corpo se adapta rapidamente à mobília que você usa, é essencial usar peças bem desenhadas.

Ao sentar-se num sofá, coloque uma almofada na parte inferior das costas para ter mais apoio — muitas poltronas e sofás são macios demais e facilitam a postura desleixada.

DICA: ao se levantar de uma cadeira, endireite primeiro as costas, lembrando-se do cordão que ergue sua cabeça, e depois levante.

A maior parte da tensão que se acumula nas costas durante as atividades normais do dia-a-dia resulta do fato de as pessoas passarem muito tempo sentadas a uma mesa de trabalho.

Dicas para quem anda ou viaja de carro

Os mesmos critérios usados para as cadeiras de escritório se aplicam aos bancos do carro. O banco do motorista deve ter ajuste para altura, inclinação do encosto e distância entre as pernas e os pedais, de maneira que todos os controles fiquem ao alcance da mão. Use sempre um apoio para a base das costas. Muitas pessoas utilizam esses apoios especiais. Há vários tipos à venda: procure um que se adapte melhor ao seu corpo. Em viagens longas, pare freqüentemente: saia do carro, ande um pouco, faça alguns exercícios. Divida a viagem em partes, para não se cansar muito.

Não há muito o que fazer quanto aos bancos de ônibus, de trens ou de aviões, mas você pode usar os travesseiros fornecidos ou levar seu próprio apoio para a base das costas. Pode também levantar e andar, o que é muito importante para ativar a circulação e relaxar as costas. Não aceite qualquer lugar que lhe ofereçam sem antes se certificar de que ele se ajusta a você.

Dicas para proteger as costas ao erguer pesos e ao se curvar

- Mantenha o objeto a ser levantado junto ao corpo, pressionando-o entre as mãos ou braços o mínimo possível.
- Faça com que os músculos da coxa absorvam o esforço: abaixe-se junto ao objeto, dobrando os joelhos para baixar o centro de gravidade. Evite dobrar o corpo para frente com as pernas esticadas, pois isso força demais a coluna.
- Nunca gire o corpo ao erguer um peso. Se for preciso virar, gire os pés no chão. Ao segurar um peso, nunca vire o tronco com os pés no mesmo lugar.
- Baixe o peso com o mesmo cuidado — ou solte-o.
- Nunca se abaixe com os joelhos esticados — dobre sempre as pernas, nunca as costas, de maneira a não usar os músculos das costas para erguer o peso. Os músculos das pernas são grandes e fortes: use-os bastante.
- Mantenha o quadril encaixado e os músculos abdominais contraídos, apesar de esse ser um movimento instintivo.

- Se possível, distribua o peso — use duas malas em vez de uma. Evite pendurar a bolsa a tiracolo sempre no mesmo ombro: é quase impossível não erguer o ombro para que a bolsa não caia. Se você precisa usar uma bolsa assim, coloque a alça no outro ombro, cruzada sobre o peito.

Esses movimentos, quando efetuados sem os devidos cuidados, sobrecarregam enormemente as costas — pense sempre na maneira mais fácil de realizar uma tarefa. Suba num banquinho se for preciso alcançar qualquer coisa que esteja acima do nível dos ombros.

Resumo das dicas para proteger as costas ao levantar peso

- Mantenha as costas retas — agache-se para pegar o peso.
- Não vire o tronco ao erguer o peso.
- Segure o objeto com firmeza — experimente antes o peso e use a força necessária. Nunca use só os dedos.
- Mantenha os cotovelos junto ao corpo para estabilizar o peso.
- Tensione os músculos abdominais ao fazer força — lembre-se de encaixar o quadril.
- Use a força das pernas para fazer o trabalho — nunca a das costas — e se aproxime ao máximo do objeto antes de erguê-lo; nunca levante peso com os braços esticados. Isso seria procurar encrenca.

A dor nas costas é comum entre certos profissionais, como os enfermeiros, que muitas vezes precisam erguer pacientes com os braços estendidos.

As mesmas regras básicas se aplicam ao trabalho doméstico e à jardinagem — trabalhe sempre dentro dos seus limites e diversifique os movimentos. É impossível prever todas as situações e fornecer instruções detalhadas para cada uma delas. Por isso, use o bom senso para evitar problemas.

Outras dicas úteis:

Ao telefone

Ao usar o telefone, evite a tentação de prender o fone entre a cabeça e o ombro — parece charmoso nos filmes, mas acaba sendo prejudicial.

Ao se agachar

Acostume-se a agachar-se de vez em quando durante o dia. Comece segurando a borda da mesa ou da escrivaninha. Mantenha os dois pés totalmente apoiados no chão. Comece se agachando apenas um pouco e nunca faça esse movimento bruscamente. Mantenha as costas retas.

Cadeiras de balanço

Use uma cadeira de balanço sempre que puder. É uma excelente terapia, pois faz variar o peso que incide sobre os músculos das costas. Ajuda a relaxar e a manter a boa circulação.

Respiração profunda

Fique ereto — sentado ou em pé. Coloque as mãos na cintura, com os dedos o mais próximo possível das costelas, e os polegares nas costas. Inspire bem relaxado e depois aperte suavemente a cintura ao expirar.

Mesas inclinadas para escrever

Essas mesas são semelhantes às pranchetas de desenho: o tampo inclinado é muito melhor para trabalhar. Você pode ficar em pé ou sentar num banco alto com apoio para os pés. São muito mais confortáveis do que muitas mesas de tampo reto.

Relaxamento

Aprenda algumas técnicas de relaxamento para aliviar a tensão — elas são um reforço valioso para os exercícios (ver Leituras Complementares).

Camas

Atualmente já se tem bastante informação a respeito dos vários tipos de cama e principalmente de colchão. Um colchão pode ser duro ou macio demais. O melhor a fazer é experimentar para descobrir qual o que lhe serve melhor. Há alguns exercícios que podem ser feitos na cama, mas raramente são muito eficazes. A melhor maneira de sair da cama é rolar de lado, girar as pernas para a beira da cama e apoiar os pés no chão. Em seguida, sentar-se ereto e levantar-se mantendo as costas retas.

Ler

Para ler, erga o livro — não force os olhos nem incline a cabeça. Aqueles antigos descansos de livro, parecidos com estantes de coros de igreja, podem ser uma ótima idéia. Se você gosta de ler na cama, é bom usar dois travesseiros sobre o colo para apoiar os antebraços e os cotovelos; fica menos cansativo. Mas não se esqueça de apoiar bem as costas.

Computadores

Arrume tudo de maneira a tornar sua vida mais fácil: use a cadeira correta, a iluminação adequada e assim por diante.

Barra de exercícios

Procure usar uma barra onde possa se pendurar e sentir a coluna se alongar. Assim, os discos vertebrais são reidratados e você até se sente mais alto.

Cadeiras especiais para proteger as costas

Em geral ajudam, embora algumas pessoas não se acostumem com certos tipos de cadeira.

Tratamento de emergência para uma crise de dor nas costas

1. Pare o que está fazendo e, se possível, descanse.
2. Aplique uma bolsa de gelo (ou algum pacote do *freezer*) na área afetada e mantenha-a ali por 10 a 20 minutos. Repita a cada duas ou três horas. (Enrole o gelo numa toalha para não queimar a pele.)
3. Se possível, deite um pouco, mas não mais do que o estritamente necessário — logo que puder, levante-se e mexa-se.
4. Comece a fazer exercícios suaves e procure seguir um programa preventivo para reduzir o risco de outras crises.

8. Conclusão

O antigo ditado "antes prevenir do que remediar" é tão válido para a dor nas costas quanto o é para uma série de outras coisas. A melhor medida preventiva para a dor nas costas é um programa regular de exercícios para alongar e fortalecer suas costas e músculos abdominais. Além disso, procure manter sempre uma boa postura para reforçar a proteção das costas. A dor nas costas é, geralmente, o efeito a longo prazo da má postura combinada com a falta geral de condicionamento físico. Lembre-se de que 90% dos casos de dor nas costas não têm uma causa específica e podem ser tratados facilmente quando se dá atenção à postura e se praticam exercícios. Você pode tomar a iniciativa em vez de continuar sendo uma vítima passiva. Cabe a você proteger as suas costas. Preste atenção às orientações gerais e comece a cuidar diariamente das suas costas.

Passos importantes

- Preste atenção à sua POSTURA até que isso se torne um hábito. Examine-a freqüentemente durante o dia. Faça o exercício de encaixar o quadril sempre que possível.
- Fortaleça os músculos abdominais e das costas para ficar menos vulnerável à dor.
- Exercite regularmente as articulações, fazendo com que efetuem toda a sua gama de movimentos — todos os dias, se possível.
- Esteja atento às suas costas na rotina diária e tome a decisão de protegê-las.

Os Exercícios

Círculos com os braços

OBJETIVO

Relaxar os ombros e abrir a região do peito.
É um bom exercício de aquecimento.

MÉTODO

1. Fique em pé com os braços ao longo do corpo, mantendo a postura correta e encaixando os quadris.
2. Mantenha os pés afastados por uma distância igual à largura dos ombros.
3. Estenda um dos braços para cima e, lentamente, descreva círculos para trás. Faça círculos bem amplos e sinta os músculos se alongando.
4. Faça o movimento primeiro para trás e depois para a frente.
5. No início, movimente um braço de cada vez e depois os dois juntos, mas em direções diferentes; comece com um braço para cima e o outro para baixo.
6. Mantenha as mãos abertas e respire normalmente.
7. Descreva círculos bem amplos.

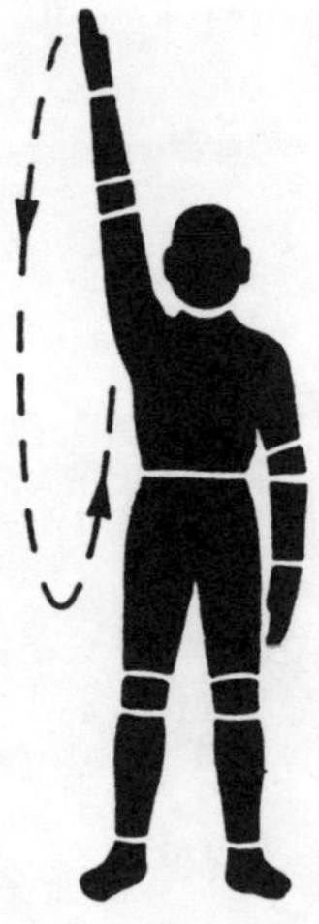

Círculos com os braços — variação

MÉTODO

1. Fique em pé na postura correta, sem se esquecer de encaixar o quadril.
2. Deixe os braços soltos ao longo do corpo.
3. Inspire profundamente e cruze os braços na frente do corpo, sentindo o alongamento nas escápulas.
4. Erga os braços cruzados acima da cabeça.
5. Expire lentamente e faça um arco com os braços atrás do corpo.
6. Enquanto os abaixa, sinta o alongamento no peito.
7. Repita dez vezes.
8. Varie o exercício movimentando um braço de cada vez.

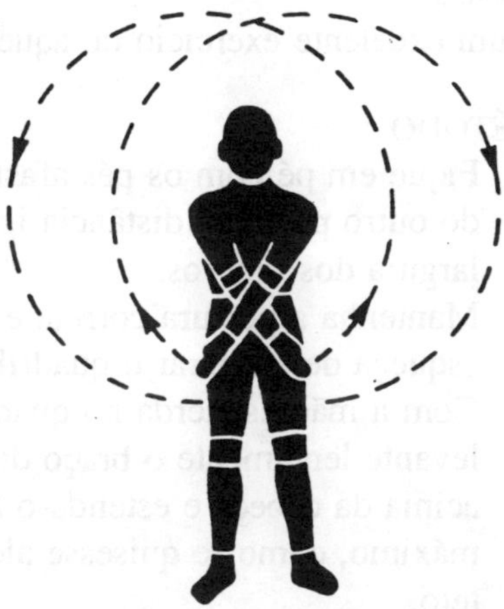

OBSERVAÇÕES

1. Fique ereto e mantenha o quadril encaixado.
2. Mantenha os braços próximos às orelhas e descreva círculos, amplos, lentamente.
3. *Não balance nem movimente* o corpo, e respire normalmente.

Estender as mãos para o teto

OBJETIVO
Soltar os músculos dos braços e dos ombros. Alongar as laterais do tronco e o peito. Aliviar a tensão.
É um excelente exercício de aquecimento.

MÉTODO
1. Fique em pé com os pés afastados um do outro por uma distância igual à largura dos ombros.
2. Mantenha a postura correta e não se esqueça de encaixar o quadril.
3. Com a mão esquerda no quadril, levante lentamente o braço direito acima da cabeça e estenda-o ao máximo, como se quisesse alcançar o teto.
4. Repita esse movimento dez vezes com cada braço, alternando-os.
5. Comece levantando um braço de cada vez e depois os dois ao mesmo tempo.
6. Tente estender os braços cada vez mais alto, sentindo a coluna se alongar.

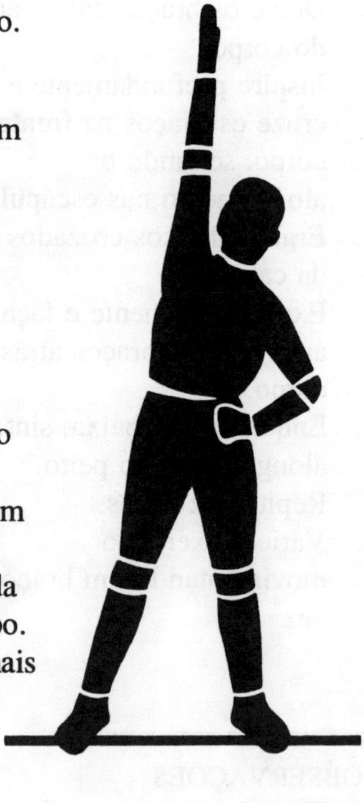

Estender as mãos para o teto — variação

MÉTODO

1. Fique ereto, mantendo a postura correta e o quadril encaixado.
2. Afaste os pés um do outro por uma distância igual à largura dos ombros.
3. Entrelace os dedos acima da cabeça.
4. Alongue os braços com a palma das mãos voltada para o teto.
5. Procure alongar o máximo possível, *mas não exagere.*

OBSERVAÇÕES

1. Não arqueie as costas.
2. Mantenha os ombros soltos e relaxados.
3. Alongue o máximo que puder e fique alguns instantes nessa posição ou alterne os lados, em ritmo constante, para aquecer.
4. Olhe para a frente ou para o teto.

Inclinações laterais

OBJETIVO

Alongar as laterais do tronco, a cintura e os músculos responsáveis pela postura.

Movimentar a coluna e afinar a cintura.

MÉTODO

1. Fique em pé com os pés afastados por uma distância igual à largura dos ombros, e com os joelhos levemente flexionados.
2. Encaixe o quadril.
3. Erga o braço direito sobre a cabeça e cruze o braço esquerdo sobre o abdômen.
4. Alongue-se lentamente para a esquerda (o máximo possível, sem forçar) enquanto estende o braço direito, em diagonal.
5. Conte até dez nessa posição, sentindo o alongamento na lateral do tronco.
6. Repita duas vezes, inverta os lados e os braços, e repita mais duas vezes.

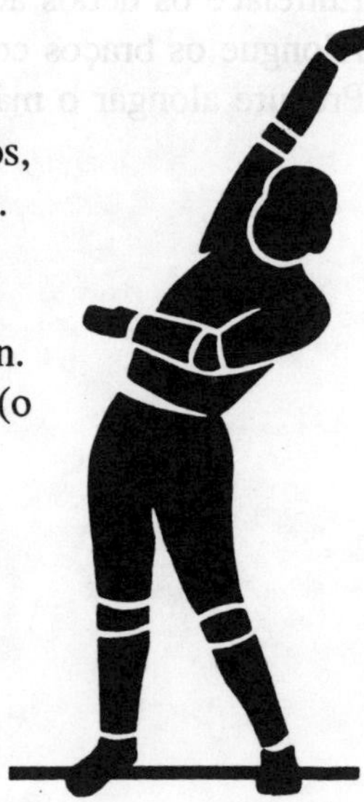

Inclinações laterais — variação

MÉTODO

1. Em vez de cruzar um dos braços sobre o abdômen, coloque a mão no quadril e empurre-o para facilitar a inclinação.
2. À medida que você ficar mais forte, a inclinação será maior.

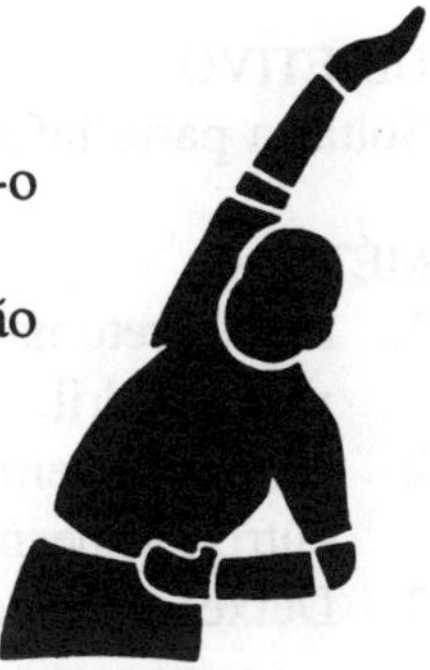

OBSERVAÇÕES

1. Mantenha os ombros, o quadril, os braços e a cabeça alinhados — não se incline para a frente.
2. Expire ao fazer o alongamento.
3. Procure manter o braço erguido junto à orelha.
4. *Não arqueie as costas.*
5. Interrompa o movimento assim que sentir alguma resistência e só aumente o alongamento à medida que a resistência for diminuindo.
6. Faça o exercício devagar e suavemente.

Círculos com os quadris

OBJETIVO
Soltar a parte inferior das costas.

MÉTODO
1. Fique ereto na postura correta e encaixe o quadril.
2. Os pés devem ficar separados um do outro na mesma distância dos ombros.
3. Deixe os braços soltos ou coloque as mãos nos quadris.
4. Descreva círculos com os quadris: para um lado, para trás, para o outro lado, para a frente e então para o lado, até completar o círculo.
5. Repita o exercício cinco vezes em cada direção.

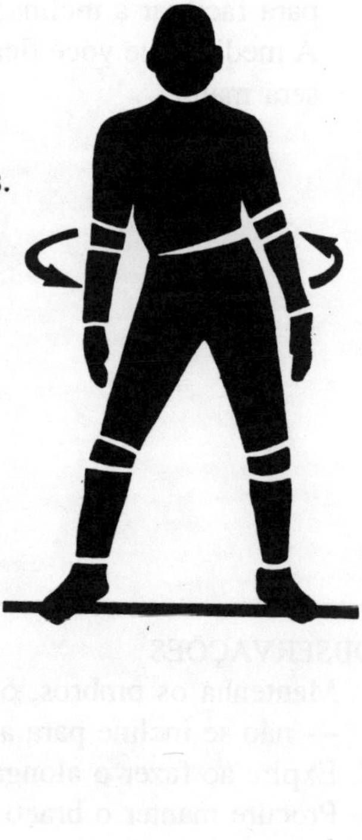

EXERCÍCIOS PARA SE FAZER EM PÉ

Círculos com os quadris — variação

MÉTODO

1. Fique ereto na postura correta e com o quadril encaixado.
2. Deixe os pés afastados na mesma distância dos ombros.
3. Coloque as mãos nos quadris.
4. Balance os quadris primeiro para um lado e depois para o outro, como um pêndulo.
5. Leve o quadril para um lado e conte até dez. Em seguida, faça o mesmo do outro lado.
6. Repita o exercício cinco vezes.

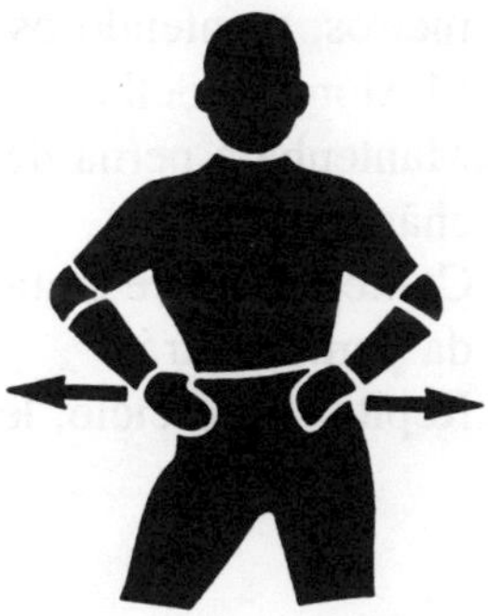

OBSERVAÇÕES

1. Mantenha os joelhos levemente flexionados.
2. Descreva um círculo bem amplo com a pélvis.
3. Procure movimentar os músculos abdominais.
4. Mantenha os ombros parados e relaxados.

Flexão de joelho

OBJETIVO

Bom para a postura, para os músculos das coxas e das panturrilhas.

MÉTODO

1. Fique em pé na postura correta.
2. Coloque as mãos na cintura.
3. Dê meio passo para a frente com um pé, e meio passo para trás com o outro, de modo que fiquem afastados cerca de 30 centímetros, mantendo-os apontados para a frente.
4. Flexione o joelho da frente.
5. Mantenha a perna de trás esticada e os dois pés apoiados no chão.
6. Conte até dez e sinta o alongamento no músculo da panturrilha da perna de trás.
7. Repita o exercício, levando o outro pé à frente.

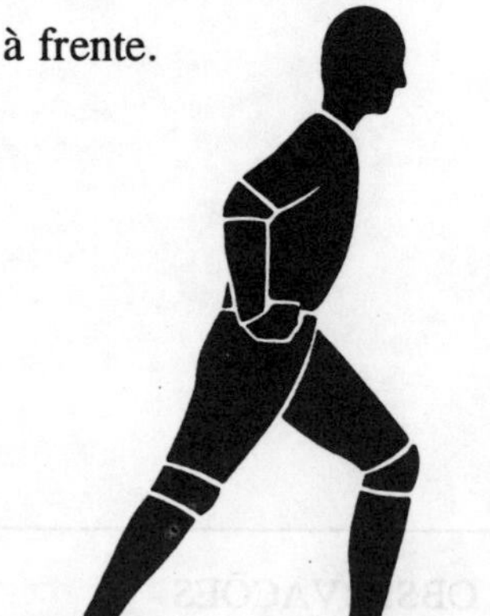

Flexão de joelho — variação

MÉTODO

1. Fique ereto e com os pés juntos.
2. Estenda os braços para a frente na altura dos ombros.
3. Dobre os joelhos, mantendo os pés apoiados no chão.
4. Volte à posição inicial, relaxe e repita.
5. Repita este exercício até sentir os músculos das coxas levemente doloridos. Fique o máximo de tempo possível nessa posição.
6. *Não dobre demais os joelhos: o ângulo nunca deve ser inferior a 45 graus.*
7. Este exercício enrijece o músculo anterior da coxa (quadríceps) e relaxa o tendão da perna.

OBSERVAÇÕES

1. Expire ao dobrar os joelhos, nos dois exercícios.
2. Mantenha o corpo sempre reto.
3. *Não dobre demais os joelhos.*

Girar o tronco

OBJETIVO

Movimentar a coluna e a cintura e relaxar o corpo.

MÉTODO

1. Fique ereto, com os pés afastados a uma distância igual à dos ombros.
2. Mantenha a postura correta e encaixe o quadril, com os joelhos levemente flexionados.
3. Gire o corpo lentamente, primeiro para a esquerda e depois para a direita, o máximo possível, mas sem forçar.
4. Conte até dez nessa posição.
5. Repita, girando primeiro para a direita e depois para a esquerda.
6. Relaxe e repita o exercício cinco vezes.

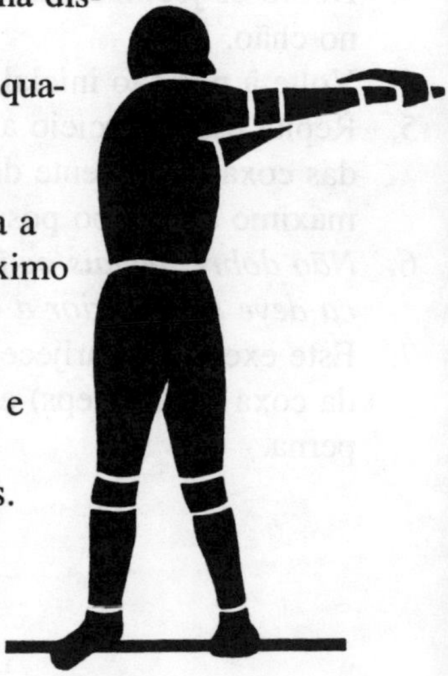

Girar o tronco — variação

MÉTODO

1. Fique ereto com os pés separados um do outro por uma distância igual à dos ombros.
2. Mantenha a postura correta e o quadril encaixado, com os joelhos flexionados.
3. Você pode variar o exercício colocando as pontas dos dedos nos ombros, as mãos nos quadris ou juntando as mãos com os braços estendidos à sua frente.
4. Gire lentamente o corpo, primeiro para a esquerda e depois para a direita, o máximo possível, mas sem forçar.
5. Conte até dez nessa posição.
6. Repita, girando primeiro para a direita e depois para a esquerda.
7. Relaxe e repita o exercício.

OBSERVAÇÕES

1. Mantenha o quadril e os joelhos imóveis.
2. Faça movimentos lentos e suaves.
3. Mantenha o quadril encaixado.
4. *Não estique os joelhos.*

Flexão do tronco

OBJETIVO

Bom exercício para relaxamento e para soltar o corpo.

MÉTODO

1. Fique ereto na postura correta, pés levemente separados.
2. Incline a cabeça até tocar o peito com o queixo.
3. Deslize as mãos pelas pernas em direção aos joelhos.
4. Abaixe-se o máximo possível, curvando as costas, à medida que as mãos deslizam pelas coxas. Mas não force: *não* é para tocar os dedos dos pés.
5. Relaxe o pescoço e os ombros.
6. Solte os músculos do pescoço.
7. Volte à posição inicial, "desenrolando" as costas devagar.

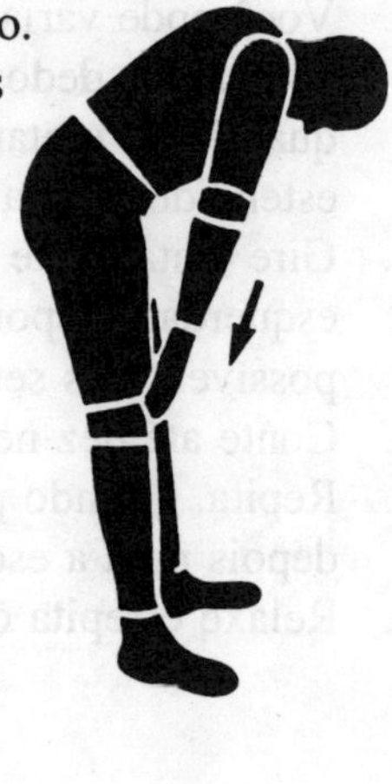

Flexão do tronco — variação

MÉTODO

1. Fique ereto na postura correta, pés separados, joelhos levemente flexionados.
2. Comece com as mãos acima da cabeça, com os braços esticados e deixe-os cair enquanto você curva o tronco para a frente.
3. Incline-se para a frente. *Não tente tocar o chão.*
4. Fique nessa posição totalmente relaxado, com os braços soltos e pendentes.
5. Conte lentamente até dez.
6. Usando os músculos das coxas para dar o impulso, volte à posição inicial.
7. Ao se levantar, alongue as mãos e os braços acima da cabeça, em direção ao teto.
8. Solte o ar ao se abaixar e inspire ao se levantar.

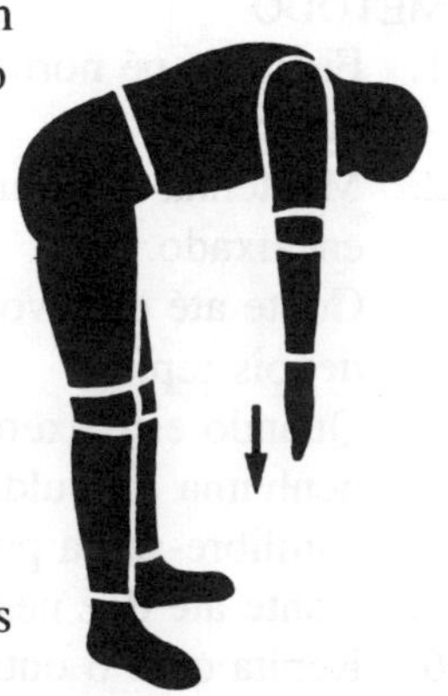

OBSERVAÇÕES

1. Deixe a cabeça pender em direção ao chão, curvando o corpo.
2. Mantenha o queixo próximo ao peito para alongar o pescoço.

Na ponta dos pés

OBJETIVO
Fortalecer a panturrilha e melhorar o equilíbrio.

MÉTODO
1. Fique de pé normalmente e depois na ponta dos pés.
2. Mantenha a postura correta e o quadril encaixado.
3. Conte até dez, volte à posição normal e depois repita.
4. Quando este exercício não apresentar mais nenhuma dificuldade, tire um pé do chão e equilibre-se na ponta do outro pé.
5. Conte até dez nessa posição.
6. Repita com o outro pé.
7. Quando esse movimento também ficar fácil demais, tente andar na ponta dos pés, apoiando-se em alguma coisa se necessário.

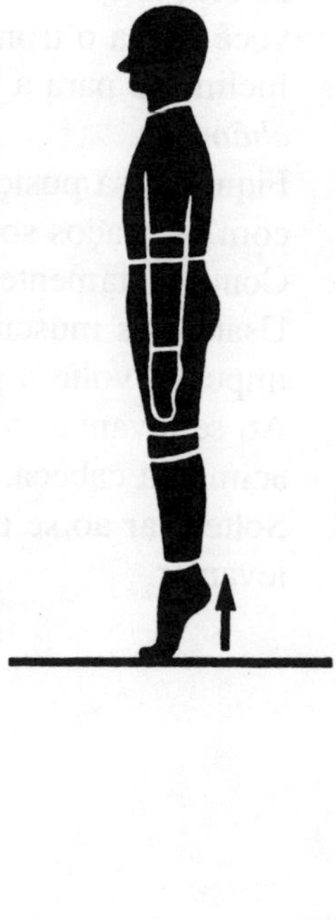

Alongamento do calcanhar

OBJETIVO

Fortalecer a panturrilha e melhorar o equilíbrio.

Alongar os tendões do calcanhar, que são essenciais para a boa postura. Você pode fazer este exercício logo depois do anterior.

MÉTODO

1. Apóie a ponta dos pés na beira de um degrau.
2. Abaixe lentamente os calcanhares para alongá-los.
3. Fique de 15 a 20 segundos nessa posição.
4. Relaxe e repita o exercício.

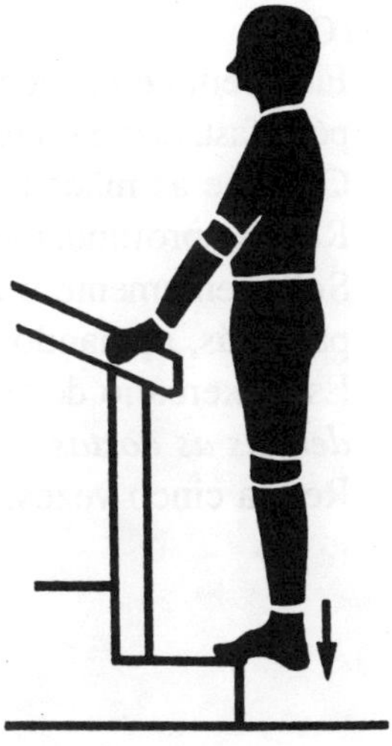

OBSERVAÇÕES

1. Mantenha os pés ligeiramente separados para facilitar o equilíbrio.
2. Erga-se o máximo possível, *mas sem forçar.*
3. Abaixe os calcanhares lentamente.

Arquear as costas

OBJETIVO
Aliviar a tensão e a dor nas costas, especialmente para quem trabalha sentado.

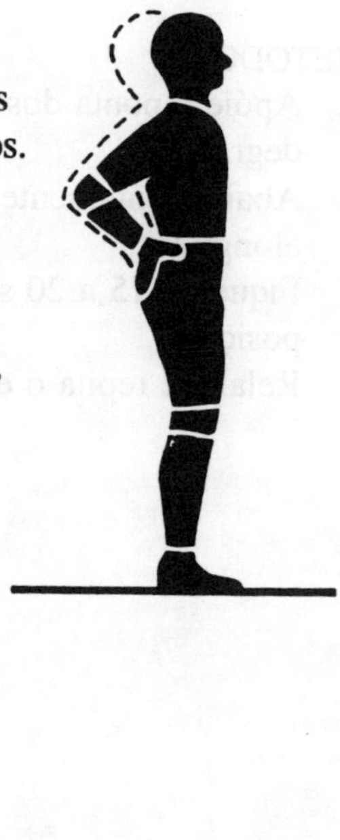

MÉTODO
1. Fique em pé mantendo a postura correta e os pés afastados na mesma distância dos ombros.
2. Coloque as mãos na base das costas.
3. Respire profundamente.
4. Solte lentamente o ar enquanto se curva para trás, apoiando as costas com as mãos. Este exercício deve ser suave. *Não arqueie demais as costas.*
5. Repita cinco vezes.

OBSERVAÇÕES
1. *Não arqueie demais as costas*, pois isso comprime as articulações da coluna, o que pode ser muito prejudicial para as costas.
2. Vá com calma.

Balançar a perna acima do chão

OBJETIVO
Soltar os quadris e ajudar a circulação nas pernas.

MÉTODO
1. Fique em pé sobre uma caixa baixa ou sobre o primeiro degrau da escada.
2. Balance uma perna livremente, para a frente e para trás.
3. Deixe a perna relaxada e use o peso dela para tracioná-la um pouco.
4. Balance a perna cada vez mais alto, descrevendo arcos no ar.
5. Repita o exercício com a outra perna.

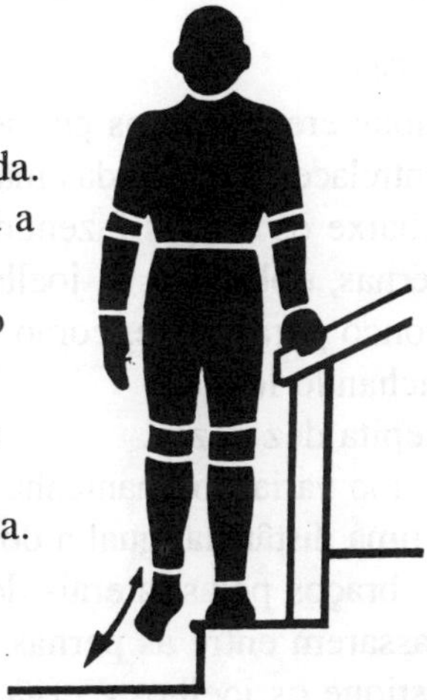

O lenhador

OBJETIVO

Bom para soltar e aquecer.

MÉTODO

1. Fique ereto com os pés separados.
2. Entrelace os dedos das mãos acima da cabeça.
3. Abaixe os braços fazendo-os passar entre as pernas, dobrando os joelhos e curvando o tronco para frente, como se estivesse rachando lenha.
4. Repita dez vezes.
5. Como variação, mantenha as mãos afastadas a uma distância igual à dos ombros, e balance os braços pelas laterais do corpo, em vez de passarem entre as pernas.
6. Estique os joelhos e erga novamente os braços, em direção ao teto.
7. Não se apresse; faça movimentos suaves.

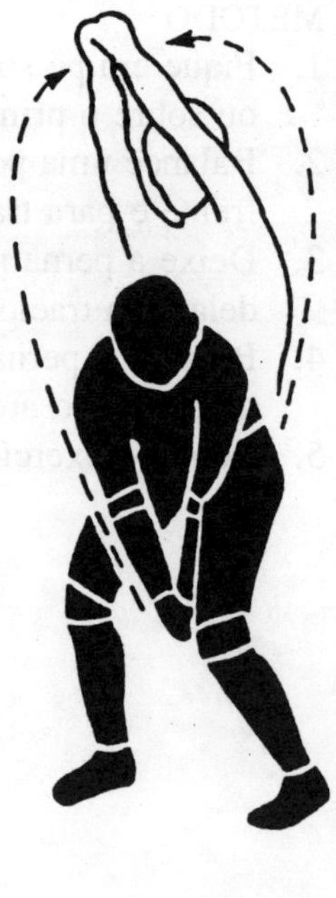

Alongamento do peito com abertura dos braços

OBJETIVO
Soltar os ombros e os braços. Aquecimento.

MÉTODO
1. Fique em pé com os pés afastados na mesma distância dos ombros.
2. Levante os cotovelos lateralmente na altura dos ombros e junte os dedos das mãos na frente do peito.
3. Empurre os ombros para trás, de maneira que os dedos não se toquem mais.
4. Junte novamente os dedos e depois abra os braços, para fora e para trás, sempre no mesmo nível.
5. Volte à posição inicial.
6. Repita dez vezes.

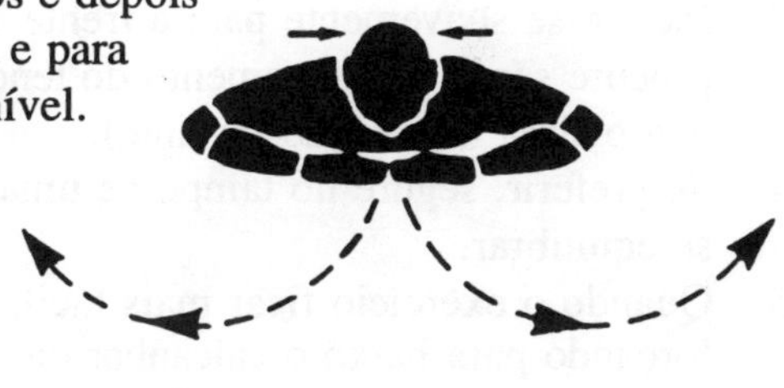

OBSERVAÇÕES
Faça esses exercícios devagar. Lembre-se de que isso *não é uma competição.*

Alongamento do tendão da perna

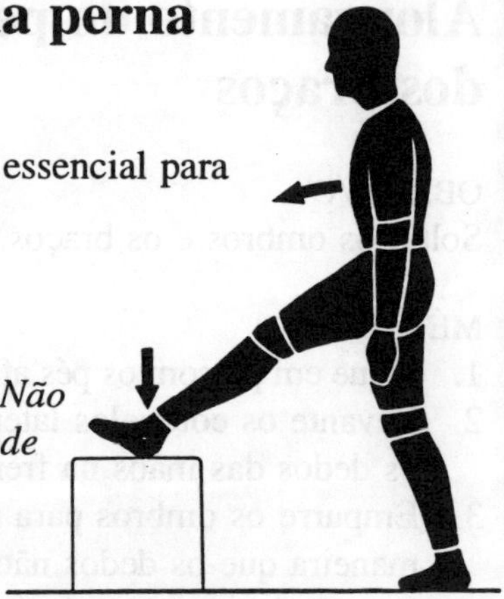

OBJETIVO

Alongar os tendões das pernas, o que é essencial para ter boa postura, para andar, ficar em pé e levantar peso. Fortalecer a perna.

MÉTODO

1. Use um banquinho neste exercício. *Não use a mesa, pois é alta demais e pode machucar as suas costas.*
2. Fique de frente para o banquinho e coloque o calcanhar esquerdo sobre ele, com o corpo reto e o joelho flexionado.
3. Incline-se suavemente para a frente. Nessa posição, procure sentir o alongamento do tendão (é provável que o sinta no mesmo instante).
4. Se preferir, segure no tampo de uma mesa para se equilibrar.
5. Quando o exercício ficar mais fácil, aumente o alongamento forçando para baixo o calcanhar da perna estendida, como se estivesse tentando enterrar o banquinho no chão.
6. Conte até dez nessa posição.
7. Relaxe e deixe o calcanhar escorregar devagar para a frente, até sentir novamente o alongamento. Talvez você precise flexionar mais o outro joelho e se inclinar levemente para a frente.
8. Repita com a outra perna.

OBSERVAÇÕES

1. *Não estique os joelhos.*
2. Mantenha o quadril encaixado e o tronco ereto.
3. Coloque a perna estendida sobre um banquinho *baixo*. Se a superfície for muito alta, você vai alongar demais a parte inferior das costas e tirar a pélvis do alinhamento.
4. Use uma parede ou qualquer outra coisa para se apoiar.

Braços para a frente

OBJETIVO

Alongar a parte superior das costas e soltar o corpo.

MÉTODO

1. Fique ereto na postura correta e com os joelhos flexionados.
2. Mantenha o quadril encaixado.
3. Entrelace os dedos das mãos e estique os braços na altura dos ombros.
4. Curve levemente a parte superior das costas e olhe para o chão.
5. Conte até dez nessa posição.
6. Relaxe e repita o exercício.

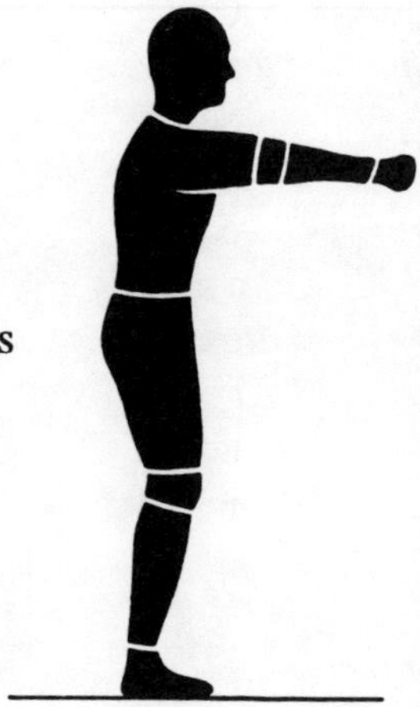

Pé para cima

OBJETIVO
Diminuir a tensão das costas e dos quadris.

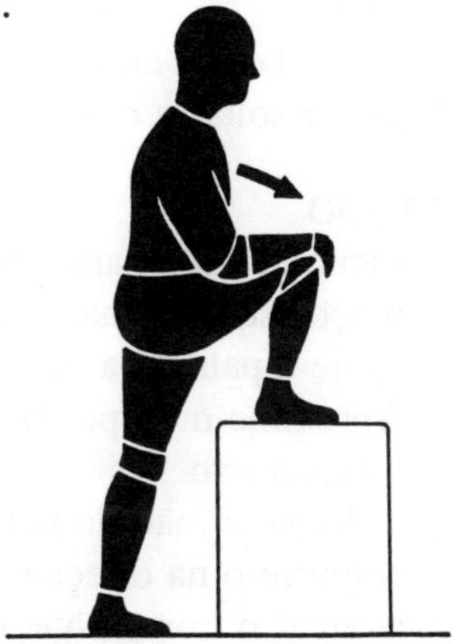

MÉTODO
1. Fique de frente para uma mesinha não muito alta.
2. Coloque um pé no tampo, mantendo o outro pé apoiado no chão.
3. Com a mão, segure o joelho levantado.
4. Aproxime lentamente o peito do joelho que você está segurando.
5. Mantenha a posição e conte até dez.
6. Repita com a outra perna.

OBSERVAÇÕES
1. *Fique ereto, na postura correta e sem se esquecer de encaixar o quadril.*
2. Vá sempre com calma.

Inclinação lateral em direção à parede

OBJETIVO
Alongar a lateral do tronco e os músculos abdominais.
Alongar e soltar a coluna.

MÉTODO
1. Fique de lado para a parede. Erga o braço esquerdo na altura do ombro e apóie a palma da mão na parede.
2. Aproxime o corpo da parede mantendo o braço reto.
3. Coloque a mão direita no quadril e empurre-o na direção da parede para alongar o tronco, que deve ficar na forma de um arco. Não tire os pés do lugar.
4. Conte até dez nessa posição e depois relaxe. Repita cinco vezes.
5. Repita do outro lado.

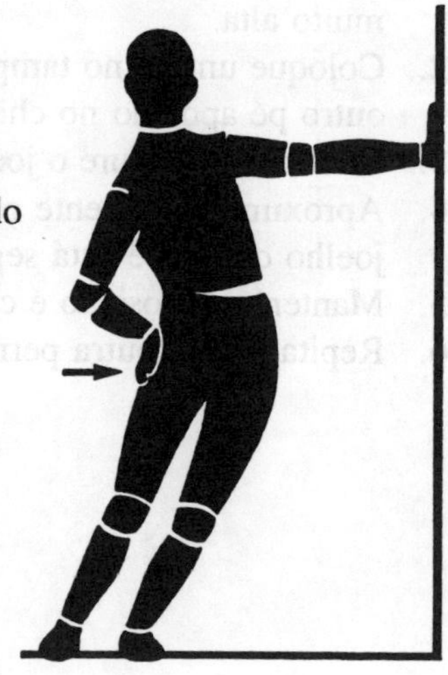

EXERCÍCIOS FEITOS COM A AJUDA DE UMA PAREDE OU DE UMA PORTA

Inclinação lateral em direção à parede — variação

MÉTODO

1. Fique de lado para a parede. Erga o braço esquerdo lateralmente, na altura do ombro, e apóie a palma da mão na parede;
2. Estenda o braço direito acima da cabeça e tente tocar a parede sem virar o tronco para a parede ou entortar o corpo.
3. Conte até dez nessa posição e relaxe. Repita cinco vezes.
4. Repita do outro lado.

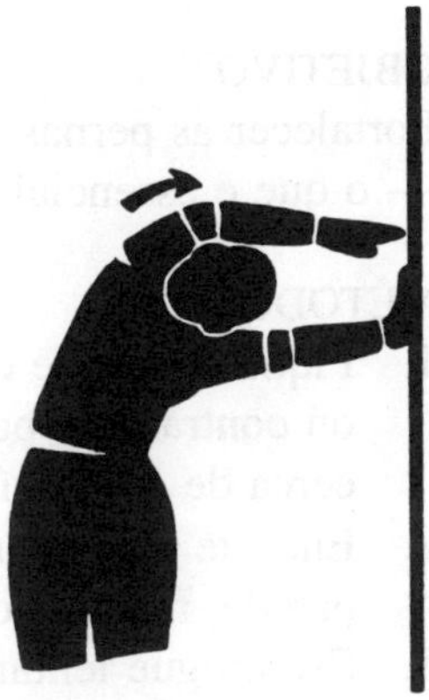

OBSERVAÇÕES

1. Fique com os pés levemente separados para se equilibrar. Não mexa o tronco nem os quadris.
2. Mantenha os joelhos levemente flexionados, *não* rígidos. *Não force*. Faça tudo suavemente, sempre.
3. Respire normalmente. Inspire ao alongar e solte o ar ao relaxar.

Agachamento contra a parede

OBJETIVO

Fortalecer as pernas e alongar os tendões de Aquiles — o que é essencial para a boa postura.

MÉTODO

1. Fique de pé, de costas contra uma parede lisa ou contra uma porta, com os pés afastados cerca de 15 centímetros.
2. Encoste a parte inferior das costas contra a parede, mantendo o quadril encaixado.
3. Escorregue lentamente pela parede até que as pernas estejam dobradas num ângulo de 45 graus.
4. Volte à posição inicial.
5. Repita até sentir uma tensão moderada nas pernas.
6. No início não passe dos 45 graus. À medida que o movimento for se tornando mais fácil, vá se agachando cada vez mais até que as coxas fiquem quase paralelas ao chão. Não é preciso agachar mais do que isso, pois só sobrecarregaria as articulações dos joelhos.
7. Mantenha os ombros relaxados e na sua posição natural.

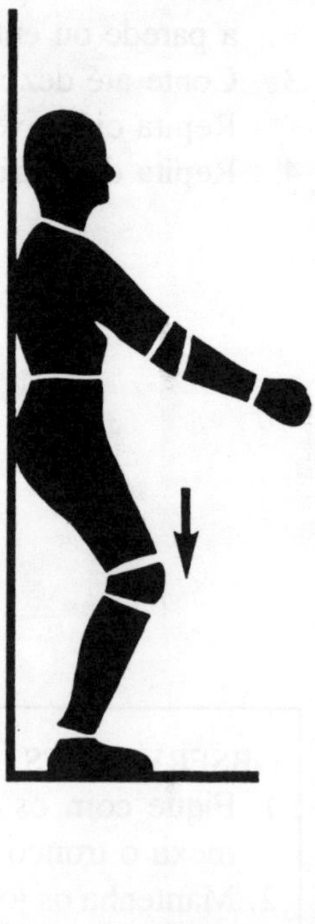

OBSERVAÇÕES

1. Mantenha os ombros nivelados e relaxados, com o queixo e a cabeça retos.
2. Comece o exercício com os joelhos flexionados e com os pés bem apoiados no chão.
3. No início, não tente dobrar os joelhos mais do que 45 graus.
4. Varie a distância entre os pés e a parede para controlar a intensidade do alongamento e mantenha o equilíbrio apoiando-se no encosto de uma cadeira.
5. Esse exercício fortalece os músculos quadríceps, que são essenciais para andar, ficar em pé, levantar-se e manter a boa postura.

Agachamento contra a parede — variação 1

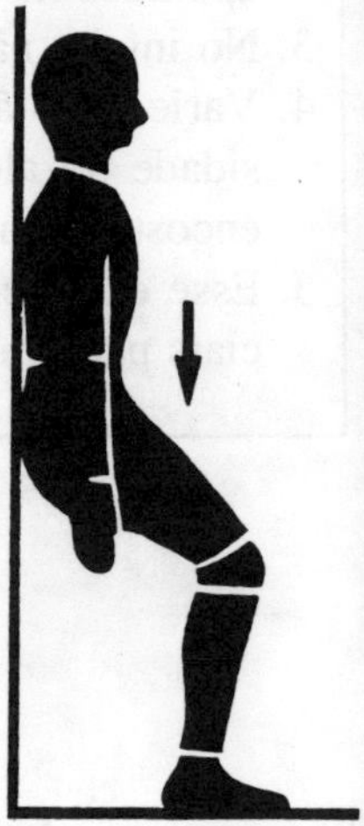

MÉTODO

1. Esta é uma variação do exercício de agachamento. Experimente as duas variações e veja qual prefere.
2. Fique em pé com as costas contra a parede e os pés a uns trinta centímetros dela.
3. Dobre os joelhos e escorregue para baixo, como se fosse sentar numa cadeira, até que consiga apoiar bem as costas na parede.
4. Conte até dez nessa posição. Repita.

EXERCÍCIOS FEITOS COM A AJUDA DE UMA PAREDE OU DE UMA PORTA

Agachamento contra a parede — variação 2

MÉTODO

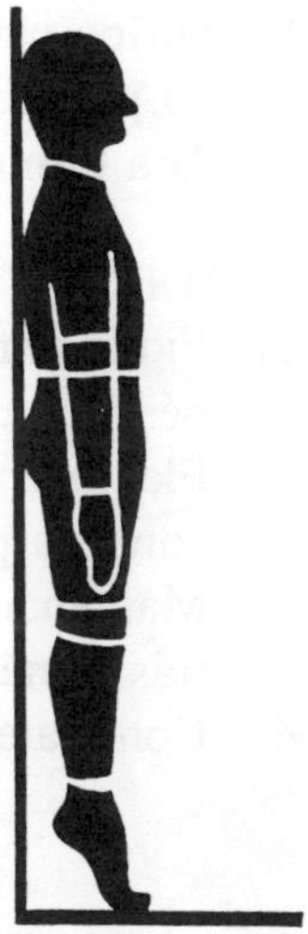

1. Fique em pé, com os calcanhares junto à parede.
2. Encoste a parte inferior das costas contra a parede e encontre uma posição confortável.
3. Erga-se deslizando pela parede até ficar na ponta dos pés.
4. Fique alguns instantes nessa posição e então volte lentamente a apoiar os pés no chão. (Para corrigir a postura, procure imaginar uma parede às suas costas ao andar.)
5. Quando chegar à postura correta, o que você vai perceber imediatamente, afaste-se da parede por um momento e volte a se encostar, observando se manteve a nova postura. Pratique esse exercício várias vezes durante o dia, pois é realmente maravilhoso para a boa postura.

OBSERVAÇÕES
1. Mantenha os ombros nivelados e relaxados, com o queixo reto e a cabeça alinhada.
2. Encaixe o quadril, mantendo as nádegas para dentro.
3. Esse é um ótimo exercício para reduzir a curvatura excessiva da coluna.

EXERCÍCIOS FEITOS COM A AJUDA DE UMA PAREDE OU DE UMA PORTA

De pé contra a parede

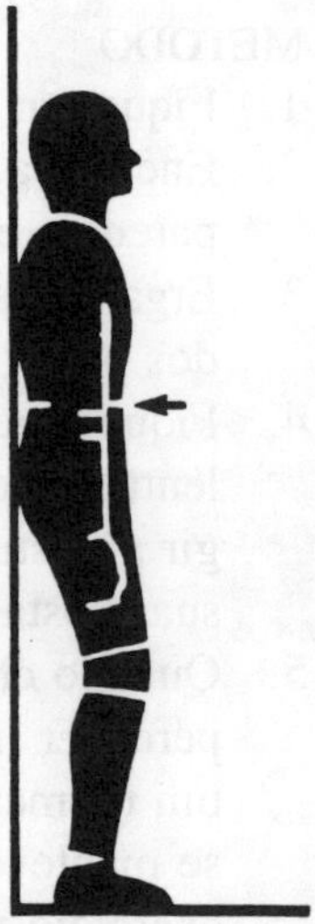

OBJETIVO

Magnífico para corrigir a postura.
Ótimo para fortalecer e beneficiar o corpo inteiro.
Ajuda a diminuir as dores e as tensões no pescoço.

MÉTODO

1. Fique em pé com as costas contra a parede e os pés cerca de 15 centímetros afastados dela.
2. Flexione os joelhos e empurre a base das costas contra a parede, até que toque a superfície.
3. Mantendo o queixo reto, empurre a cabeça para trás o máximo que puder.
4. Conte até dez nessa posição.

EXERCÍCIOS FEITOS COM A AJUDA DE UMA PAREDE OU DE UMA PORTA

De pé contra a parede — variação 1

OBJETIVO

Corrigir ombros caídos e fortalecer as costas.

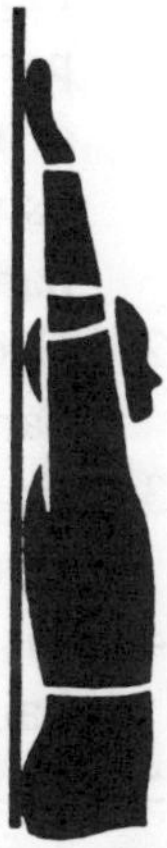

MÉTODO

1. Fique em pé com as costas apoiadas na parede, como no exercício anterior.
2. Encoste bem a parte inferior das costas na parede.
3. Erga os braços acima da cabeça com as costas das mãos encostadas na parede.
4. Inspire ao erguer os braços. Solte o ar ao baixá-los.
5. Procure manter as mãos contra a parede. Não é fácil, mas insista e logo você vai sentir a melhora.

OBSERVAÇÕES

1. Mantenha os ombros relaxados e naturalmente abaixados. Respire normalmente.
2. Se no início a sua cabeça não tocar a parede, continue tentando. Você logo vai conseguir, à medida que for ficando mais forte e com a postura melhor.

EXERCÍCIOS FEITOS COM A AJUDA DE UMA PAREDE OU DE UMA PORTA

De pé contra a parede — variação 2

MÉTODO

1. Fique em pé com as costas apoiadas na parede e os calcanhares a uns 15 centímetros dela. Se for muito difícil, posicione os pés a cerca de 30 centímetros da parede.
2. Encoste a parte inferior das costas na parede, como no exercício anterior.
3. Erga os braços acima da cabeça com as costas das mãos encostadas na parede.
4. Inspire ao erguer os braços. Solte o ar ao baixá-los.
5. Procure manter as mãos contra a parede. Não é fácil, mas continue tentando, pois logo sentirá a melhora.
6. Quando suas mãos estiverem acima da cabeça, abaixe-as até a posição de "se render".
7. Espere um instante e depois erga-as de novo. Conte até cinco nessa posição.

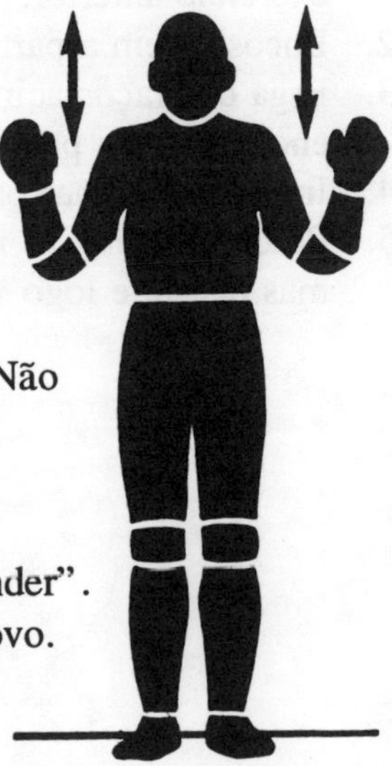

8. À medida que for sentindo a melhora, fique na posição por mais tempo. Não é fácil, mas continue tentando, pois esse exercício é excelente para a postura.
9. Se quiser, experimente fazer o exercício com as palmas das mãos contra a parede.

OBSERVAÇÕES
Respire normalmente e não se esqueça de encaixar o quadril.

Alongamento do tendão

OBJETIVO

Alongar a panturrilha e o tendão de Aquiles para ajudar a corrigir a postura.

MÉTODO

1. Fique em pé, de frente para uma parede, a uma distância igual ao comprimento de um braço.
2. Apóie as duas mãos na parede, na altura dos ombros.
3. Leve uma perna para a frente, flexionando o joelho.
4. Mantenha a outra perna estendida, com o pé bem apoiado no chão.

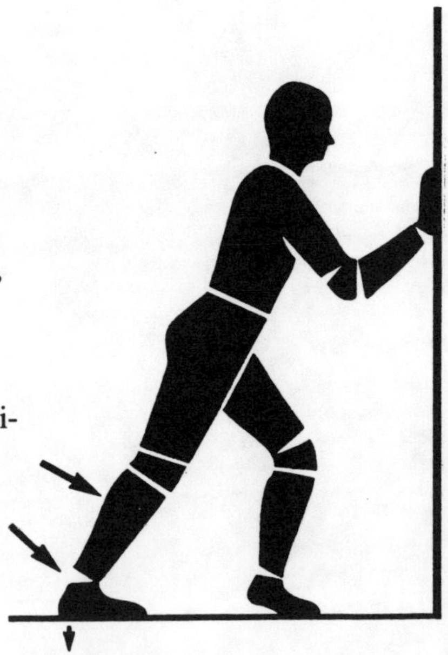

5. Incline-se na direção da parede, dobrando os cotovelos. Você vai sentir o alongamento da panturrilha.
6. Mantenha a posição e conte até dez. Relaxe e repita.
7. Repita com a outra perna.

Para continuar o alongamento, englobando o tendão:
1. Assuma a mesma posição anterior.
2. Desta vez, dobre ligeiramente o joelho da perna estendida, mantendo o pé firmemente apoiando no chão.

OBSERVAÇÕES
1. Faça o exercício suavemente.
2. Mantenha o pé da perna estendida bem apoiado no chão e apontado para a frente.
3. *Não arqueie as costas nem alongue demais.*
4. Para variar o alongamento, altere a distância entre a parede e os pés.

EXERCÍCIOS FEITOS COM A AJUDA DE UMA PAREDE OU DE UMA PORTA

Alongamento do peito I

OBJETIVO

Alongar os músculos do peito e dos ombros.
Liberar a tensão da parte superior das costas e dos ombros.

MÉTODO

1. Fique de frente para o vão de uma porta aberta, a uma distância igual ao comprimento de um braço.
2. Coloque as mãos nos batentes, na altura dos ombros.
3. Incline-se para a frente, mantendo o queixo e a cabeça retos.
4. Ao se inclinar, sinta o peito se alongando.
5. Conte até dez nessa posição e depois volte à posição inicial.
6. Para variar o alongamento, ponha as mãos mais para cima ou mais para baixo.
7. Depois de cada alongamento, volte à posição inicial. Repita mais duas vezes em cada posição.

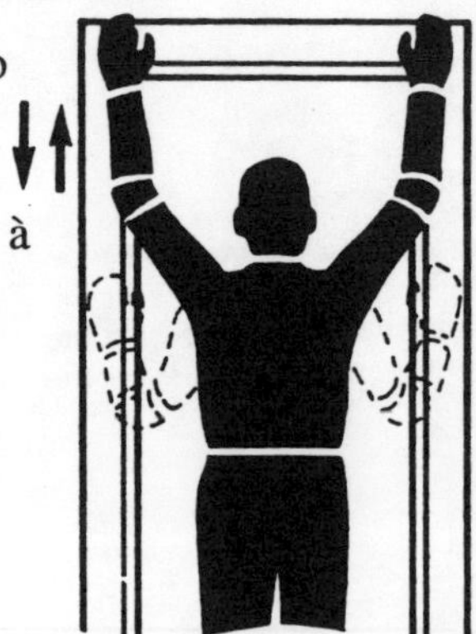

EXERCÍCIOS FEITOS COM A AJUDA DE UMA PAREDE OU DE UMA PORTA

Alongamento do peito I — variação 1

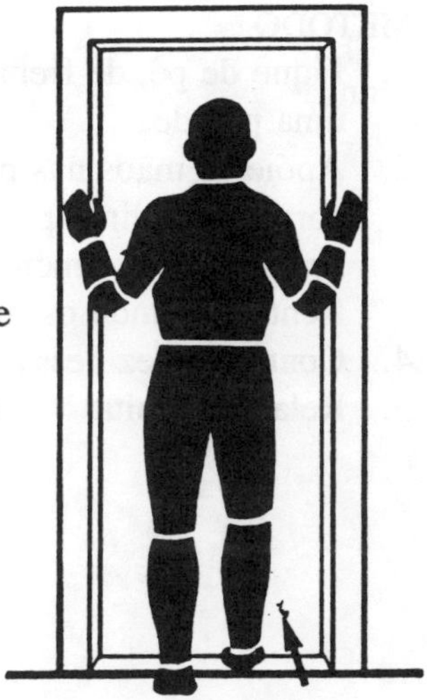

MÉTODO

1. Fique em pé, quase no vão da porta.
2. Coloque os antebraços nos batentes da porta, com as mãos mais ou menos na altura da cabeça.
3. Dê um passo pequeno para a frente.
4. Conte lentamente até dez nessa posição e depois repita.
5. Ajuste o tamanho do passo para variar o alongamento.
6. Outra variação é passar pela porta mantendo as mãos nos batentes.

OBSERVAÇÕES

1. *Não deixe que as costas dobrem para a frente nem arqueiem para trás.*
2. Mantenha os pés levemente afastados, com os calcanhares no chão, e ajuste a posição dos pés de forma a conseguir um bom alongamento.
3. Mantenha sempre a cabeça para cima e o queixo para dentro.
4. Para variar o alongamento e o efeito desses exercícios, modifique a posição das mãos e dos pés, mas faça sempre movimentos suaves.

EXERCÍCIOS FEITOS COM A AJUDA DE UMA PAREDE OU DE UMA PORTA

Alongamento do peito I — variação 2

MÉTODO

1. Fique de pé, de frente para o canto de uma parede.
2. Apóie as mãos nas paredes e deixe o corpo se inclinar para a frente.
3. Pressione suavemente o peito para a frente, sentindo os músculos dessa região.
4. Conte até dez nessa posição.
5. Relaxe e repita.

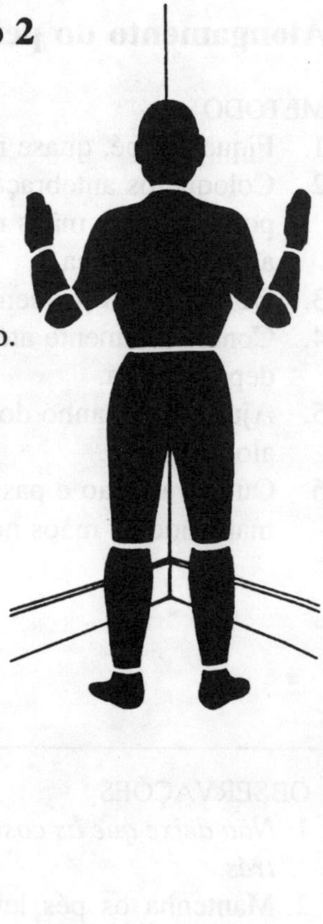

OBSERVAÇÕES

Ver Observações na página 91.

EXERCÍCIOS FEITOS COM A AJUDA DE UMA PAREDE OU DE UMA PORTA

Joelho no peito I

OBJETIVO
Diminuir a dor nas costas e reduzir a tensão.

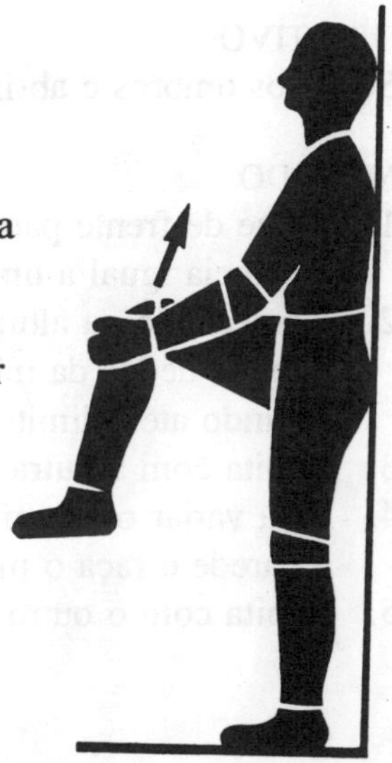

MÉTODO
1. Fique em pé com as costas apoiadas numa parede ou numa porta.
2. Erga um joelho e abrace-o contra o peito, o que o ajudará a encostar a parte inferior das costas na parede.
3. Conte até dez nessa posição.
4. Repita o exercício com o outro joelho.

Movimento dos dedos na parede

OBJETIVO
Soltar os ombros e abrir o peito.

MÉTODO

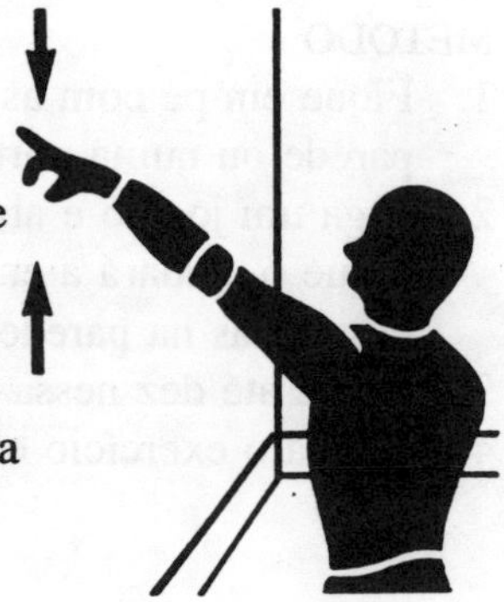

1. Fique de frente para uma parede, a uma distância igual a um braço estendido.
2. Começando na altura da cintura, caminhe com os dedos da mão pela parede, subindo até o limite do seu alcance.
3. Repita com a outra mão.
4. Para variar o exercício, fique de lado para a parede e faça o mesmo movimento.
5. Repita com o outro braço.

OBSERVAÇÕES
1. Permaneça ereto, com o queixo reto e a cabeça para cima.
2. *Não se incline nem arqueie as costas para que os dedos cheguem mais longe.*

EXERCÍCIOS FEITOS COM A AJUDA DE UMA PAREDE OU DE UMA PORTA

Girar contra a parede

OBJETIVO

Soltar as articulações dos ombros, os músculos das costas e da coluna e alongar a parte superior do corpo.

MÉTODO

1. Fique de costas para uma parede e com os pés afastados na mesma distância dos ombros e a uns 30 a 40 centímetros da parede. Mantenha os joelhos flexionados.
2. Gire lentamente o tronco para trás e toque a parede com as mãos à altura dos ombros. Não tire os pés do chão.
3. Conte até dez nessa posição.
4. Volte à posição inicial e repita do outro lado.
5. Para variar o exercício, vire a cabeça para o lado contrário à parede quando estiver com as mãos apoiadas nela.

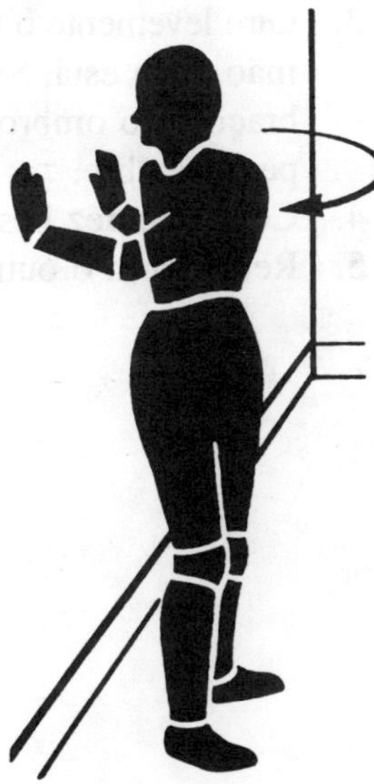

EXERCÍCIOS FEITOS COM A AJUDA DE UMA PAREDE OU DE UMA PORTA

Girar contra a parede — variação

MÉTODO

1. Fique de lado para a parede, com os pés próximos dela.
2. Leve o braço esquerdo para trás e o levante na altura do ombro, apoiando a mão na parede, com os dedos voltados para trás.
3. Gire levemente o tronco para o lado contrário à parede, deixando a mão onde está. Sinta o alongamento do braço e do ombro à medida que o peito se abre.
4. Conte até dez nessa posição.
5. Repita com o outro braço.

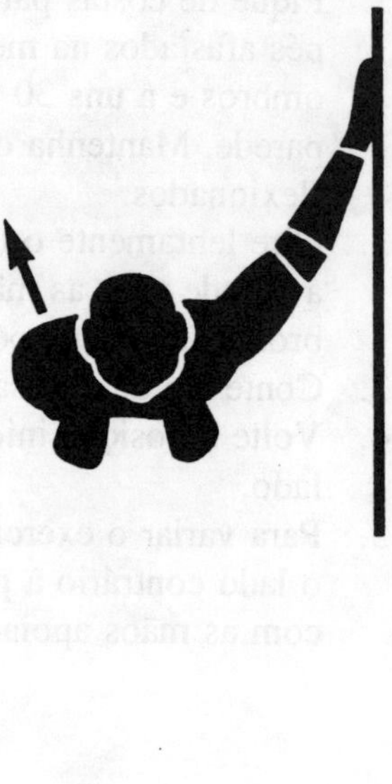

6. Varie o alongamento virando a cabeça para trás, de maneira a olhar sobre o ombro que está mais distante da parede.
7. No início, antes que o ombro fique mais flexível, você vai voltar naturalmente o rosto para a parede antes de conseguir virá-lo para o outro lado.

OBSERVAÇÕES

1. Mantenha as coxas, os quadris, os joelhos e os pés voltados para a frente.
2. *Não force nenhuma parte do corpo. Faça tudo devagar e com suavidade.*

Alongamento da panturrilha

OBJETIVO
Alongar as pernas e os músculos da panturrilha.

MÉTODO
1. Sente-se ereto numa cadeira, sem se esquecer de encaixar o quadril.
2. Estenda a perna direita à sua frente.
3. Traga os dedos dos pés na direção do corpo para alongar os músculos da panturrilha.
4. Repita o exercício com a perna esquerda.

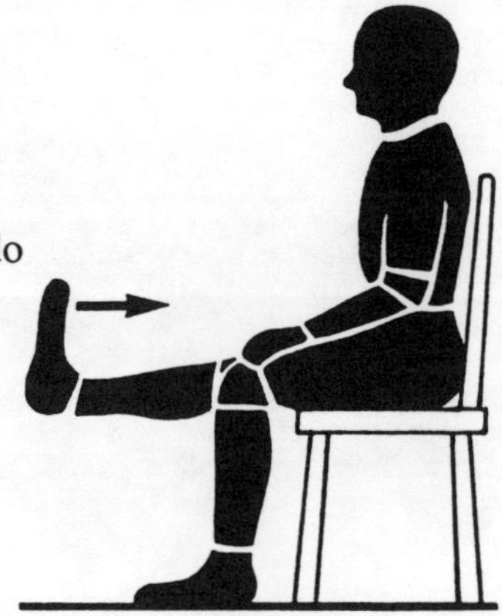

Círculos com os tornozelos

OBJETIVO
Melhorar a circulação das pernas, principalmente para quem trabalha muito tempo sentado.

MÉTODO
1. Sente-se ereto numa cadeira com a perna direita estendida à frente, mantendo-a bem reta.
2. Estenda os dedos dos pés para a frente e descreva círculos com os pés.
3. Repita cinco vezes.
4. Relaxe e repita o exercício com a perna esquerda.
5. Para variar o exercício, coloque um cesto de papel entre os tornozelos, mantendo as pernas afastadas e estendidas para a frente. Abaixe e levante as pernas. Relaxe e repita.

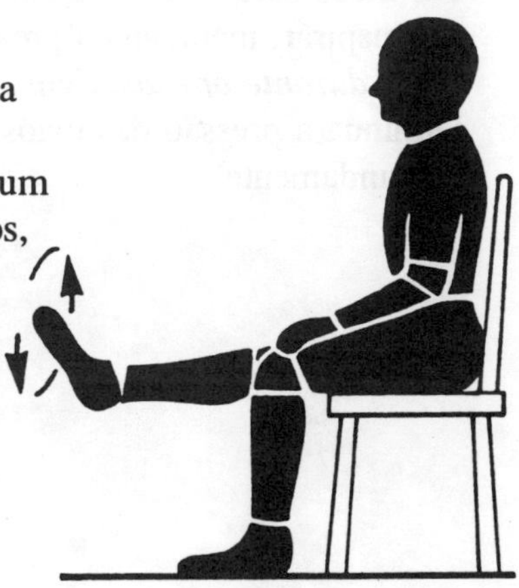

OBSERVAÇÕES
Mantenha a postura correta e o quadril encaixado.

Respirar sentado

OBJETIVO
Relaxar e diminuir a tensão.

MÉTODO

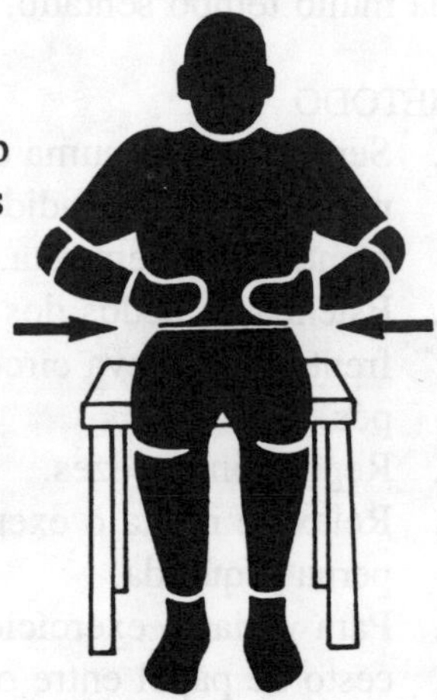

1. Sente-se ereto numa cadeira.
2. Coloque as mãos abertas na cintura, sob as costelas, com os polegares apontados para as costas.
3. Inspire profundamente e depois solte completamente o ar, usando a pressão das mãos para fazer o ar sair.
4. Ao inspirar, mantenha a pressão das mãos *durante apenas alguns segundos*.
5. Diminua a pressão das mãos e inspire profundamente.

Abraçar o corpo

OBJETIVO
Alongar a parte superior das costas e o peito.

MÉTODO
1. Sente-se numa cadeira, na postura correta.
2. Cruze os braços sobre o peito, colocando as mãos sobre os ombros, como se estivesse com frio.
3. Incline-se na direção dos joelhos e deixe o corpo ceder à gravidade.
4. Endireite as costas suavemente.
5. Conte até 20 nessa posição.
6. Para variar o exercício, repita os movimentos acima, mas voltando-se levemente para os lados.
7. Repita o exercício.

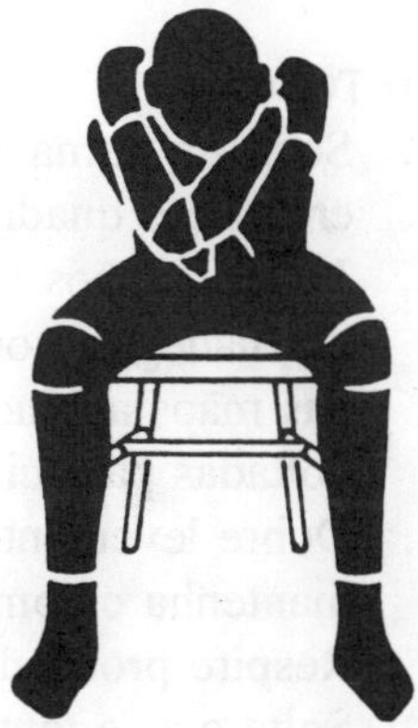

OBSERVAÇÕES
1. Faça os exercícios suavemente, respirando de maneira relaxada.
2. Excelente exercício para relaxar e aliviar a tensão.

Alongamento do peito II

OBJETIVO
Corrigir ombros caídos.
Aumentar a mobilidade do peito e soltar os ombros.
Corrigir a postura e abrir o peito.

MÉTODO

1. Sente-se numa cadeira com as costas eretas e o quadril encaixado.
2. Junte as mãos nas costas, na altura das nádegas, com a palma de uma das mãos apoiada na outra e as duas voltadas para cima.
3. Dobre levemente os cotovelos e mantenha os ombros relaxados.
4. Respire profundamente.
5. Solte o ar e tente juntar as escápulas.
6. Aproxime os cotovelos e sinta o alongamento no peito e na parte superior das costas.
7. *Não arqueie demais a base das costas.*
8. Repita o exercício cinco vezes.

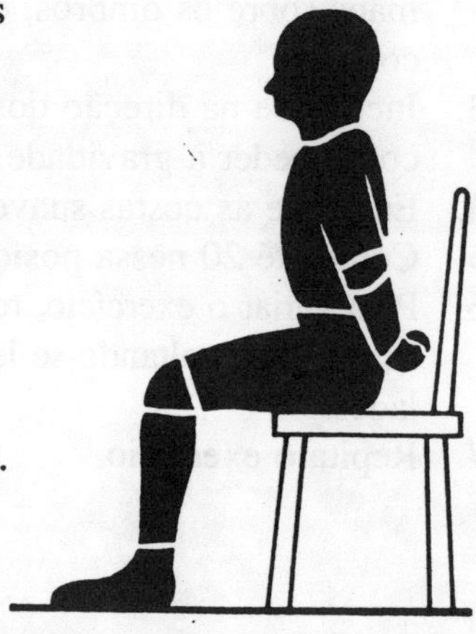

Alongamento do peito II — variação

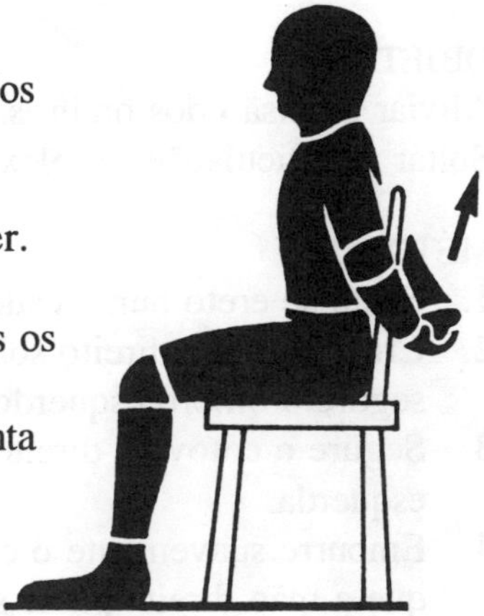

MÉTODO

1. Sente-se numa cadeira e junte as mãos atrás do encosto.
2. Com as mãos entrelaçadas, erga os braços esticados o máximo que puder.
3. *Não force os braços.*
4. Inspire e depois erga um pouco mais os braços.
5. Mantenha essa posição enquanto conta até cinco.
6. Relaxe e repita o exercício.

OBSERVAÇÃO
Exercícios excelentes para relaxar e liberar a tensão.

Braço sobre o peito

OBJETIVO
Aliviar a tensão dos ombros.
Soltar as articulações e relaxar a parte superior das costas.

MÉTODO
1. Sente-se ereto numa cadeira.
2. Cruze o braço direito sobre o peito e segure o ombro esquerdo.
3. Segure o cotovelo direito com a mão esquerda.
4. Empurre suavemente o cotovelo até que a mão direita passe sobre o ombro esquerdo.
5. Repita o exercício com o outro braço.

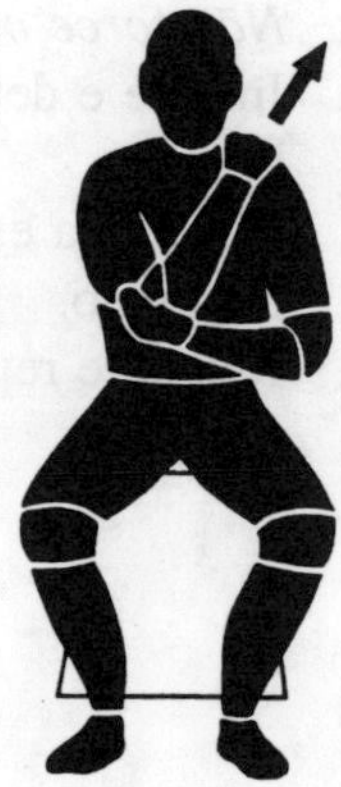

Braço sobre o peito — variação

MÉTODO

1. Quando se acostumar com o alongamento anterior, varie o exercício tentando empurrar a mão para baixo com o cotovelo.
2. Ajuste essas posições para variar o alongamento.
3. Inverta os braços e repita.

OBSERVAÇÕES

1. *Não alongue demais.*
2. Esses exercícios são ótimos para relaxar — você sentirá imediatamente seus benefícios.

Tronco para a frente

OBJETIVO

Aliviar dores e tensões.

Alongar a parte inferior das costas e favorecer a circulação.

MÉTODO

1. Sente-se ereto numa cadeira.
2. Mantenha os pés e os joelhos separados.
3. Incline o tronco para a frente o máximo que puder, mas sem fazer força para baixo.
4. Conte até dez nessa posição.
5. Volte à posição inicial e repita.
6. O exercício ficará mais fácil se você sentar na beira da cadeira, de maneira que parte do seu peso fique sobre os pés e as pernas e não apenas sobre o assento.
   Deixe o corpo cair e mantenha os braços pendentes. Deixe o pescoço e a cabeça soltos, com os ombros relaxados.

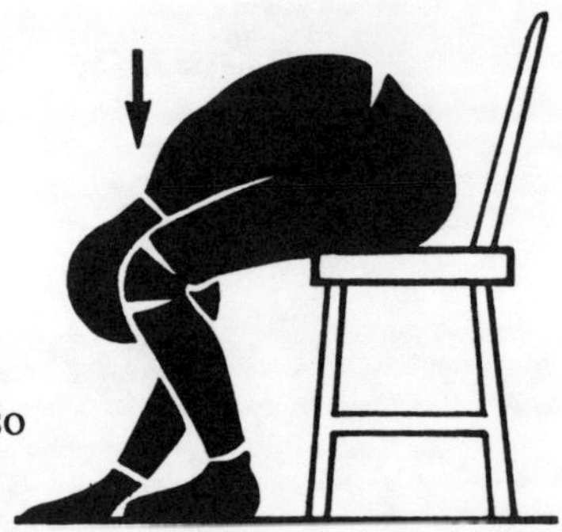

Tronco para a frente — variação

MÉTODO

1. Ponha as palmas das mãos sobre as coxas, com os dedos para dentro.
2. Apóie nas mãos o peso do tronco e deixe que os cotovelos se dobrem à medida que a cabeça e o peito se curvam para baixo.
3. Fique um pouco nessa posição e depois erga o corpo aos poucos.
4. Repita cinco vezes.
5. Finalmente, tente descer a cabeça até os joelhos.

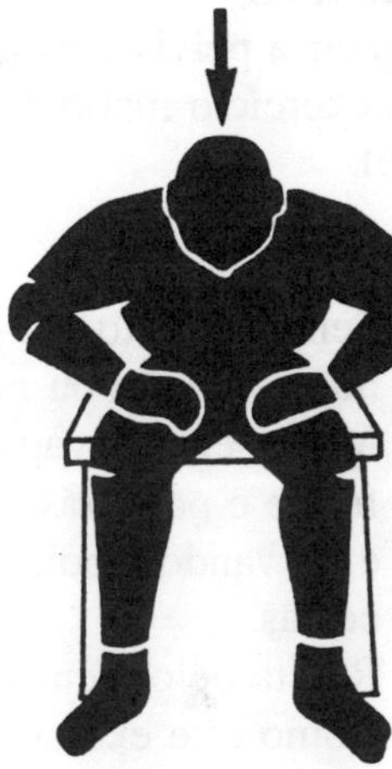

OBSERVAÇÕES

1. *Não force os movimentos, fique bem solto.*
2. Apóie as mãos nas coxas para se erguer.
3. Deixe as costas levemente arredondadas.
4. Respire profundamente e de maneira relaxada.

Movimento da pélvis

OBJETIVO
Relaxar a pélvis e os quadris.
Um exercício maravilhoso para soltar o corpo e aliviar a tensão em geral.

MÉTODO
1. Sente-se ereto, na postura correta, numa cadeira ou num banquinho.
2. Movimente devagar a pélvis para a frente e para trás, arqueando as costas e curvando a coluna e a base das costas.
3. Repita pelo menos 20 vezes.
4. Como este exercício pode ser praticado em qualquer lugar, repita-o várias vezes durante o dia.

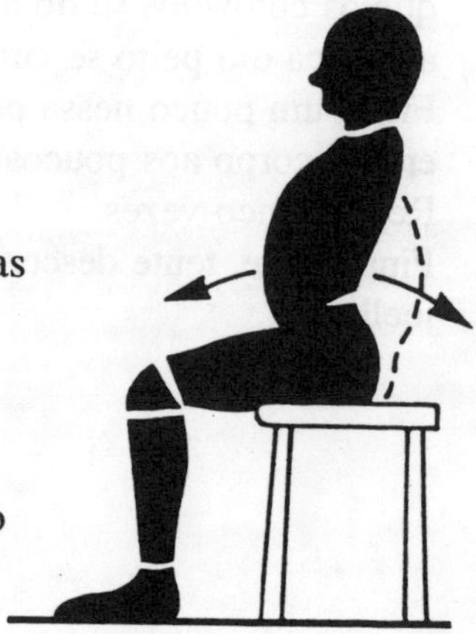

OBSERVAÇÃO
Não mude de posição na cadeira.

Elevações na cadeira

OBJETIVO
Soltar os ombros e os braços.

MÉTODO
1. Sente-se numa cadeira ou num banquinho, mantendo a postura correta e o quadril encaixado.
2. Coloque as mãos nos lados do assento e segure firme.
3. Tente erguer o corpo do assento, usando os músculos abdominais.
4. Mantenha os ombros para baixo e os braços retos.
5. *Não tensione o pescoço.*
6. Tente erguer os pés do chão, inspirando ao fazê-lo.

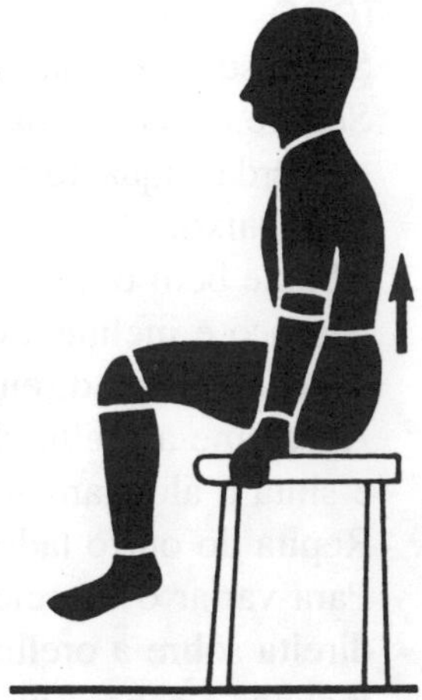

Inclinação do pescoço

OBJETIVO
Fortalecer os músculos do pescoço

MÉTODO
1. Sente-se numa cadeira.
2. Segure o assento da cadeira com a mão esquerda enquanto mantém o ombro esquerdo para baixo.
3. Abaixe bem o queixo para alongar o pescoço e incline a cabeça para o lado, sobre o ombro direito.
4. Aproxime a orelha direita do ombro direito e sinta o alongamento na lateral do pescoço.
5. Repita do outro lado.
6. Para variar o exercício, coloque a mão direita sobre a orelha esquerda antes de inclinar a cabeça para a direita.
7. Repita do outro lado.

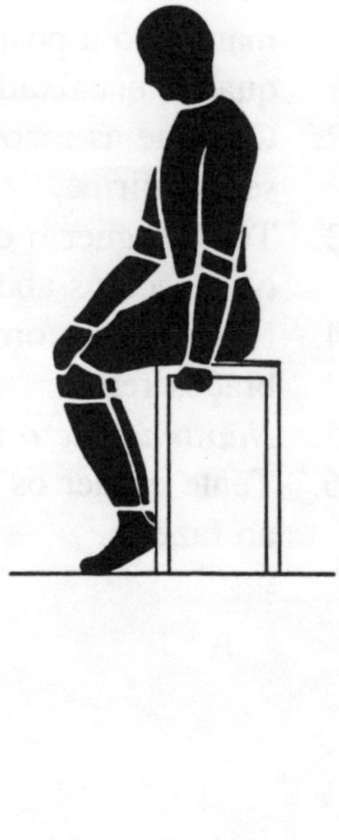

Inclinação do pescoço — variação

MÉTODO

1. Sente-se ereto numa cadeira.
2. Segure o assento da cadeira com a mão esquerda e mantenha o ombro esquerdo para baixo.
3. Gire a cabeça cerca de 45 graus para a direita. Abaixe o queixo e a cabeça como se estivesse olhando para o chão.
4. Conte até dez nessa posição e depois repita.
5. Você pode também colocar a mão direita sobre a orelha esquerda, como no exercício anterior. Repita o exercício, voltando a cabeça para a esquerda.

OBSERVAÇÃO
Alongue suavemente e *não force*.

Alongamento com os dedos entrelaçados

OBJETIVO

Diminuir as tensões da parte superior do corpo e as dores nas costas. Soltar os ombros.

MÉTODO

1. Entrelace os dedos e estenda os braços à sua frente, na altura dos ombros.
2. Mantenha as palmas das mãos voltadas para fora.
3. Conte até quinze nessa posição, sentindo o alongamento nos braços e nos ombros.
4. Para variar o exercício, estenda os braços para cima com as palmas das mãos voltadas para o teto. Mantenha os dedos entrelaçados e sinta o alongamento.

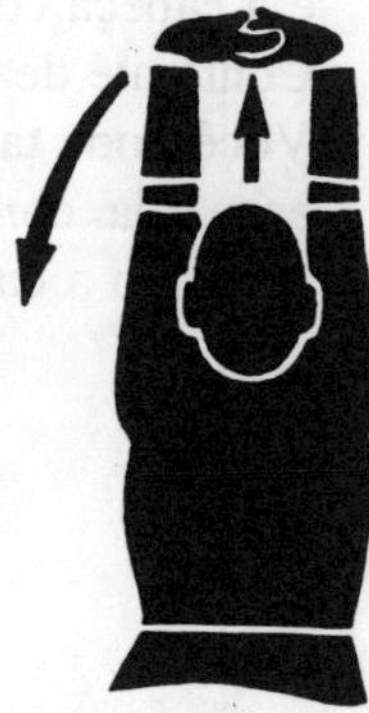

Alongamento com os dedos entrelaçados — variação

MÉTODO

1. Mantenha os braços acima da cabeça, mas solte os dedos.
2. Segure o pulso esquerdo com a mão direita e puxe o braço esquerdo para o lado direito, passando sobre a cabeça.
3. Mantenha os dois braços estendidos.
4. Sinta a caixa torácica e o peito se abrindo e a coluna se alongando.
5. Conte até dez nessa posição e depois relaxe.
6. Repita o movimento com o outro braço.
7. Faça mais vezes o exercício, à medida que for sentindo os resultados.

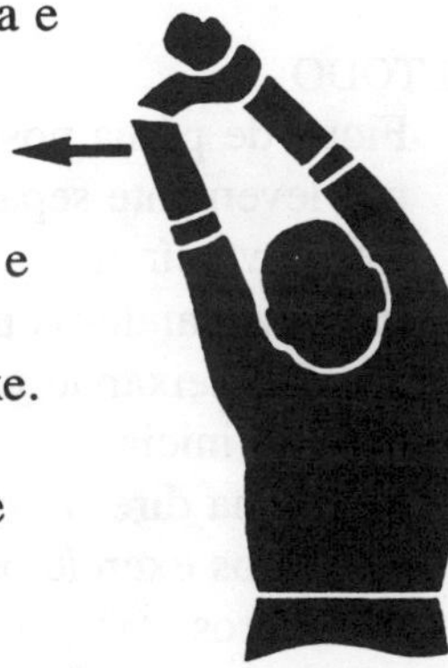

OBSERVAÇÕES

1. *Não alongue demais.*
2. Exercício excelente para aliviar tensões.

Círculos com os ombros

OBJETIVO

Movimentar os ombros e soltar os músculos da parte superior das costas.

Aliviar tensões da parte superior das costas.

MÉTODO

1. Fique de pé na postura correta e com os pés levemente separados.
2. Descreva círculos com os ombros, movimentando-os para a frente.
3. Relaxe, deixando os ombros voltarem à posição inicial.
4. Repita na direção contrária.
5. Repita os exercícios dez vezes, alternando os ombros.

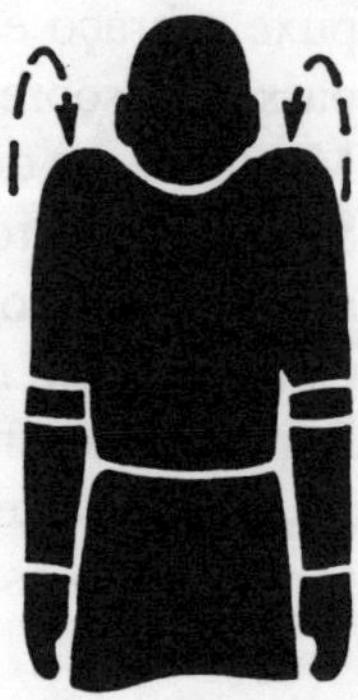

Círculos com os ombros — variação

MÉTODO

1. Fique em pé na postura correta e com os pés levemente separados.
2. Com os braços relaxados, erga o ombro direito na direção da orelha direita e faça-o descrever círculos para trás.
3. Repita com o ombro esquerdo.
4. Movimente primeiro um ombro e depois o outro, depois faça círculos na direção oposta.
5. Repita o exercício com os dois ombros ao mesmo tempo.
6. Varie o exercício, elevando o ombro esquerdo na direção da orelha esquerda e depois deixando-o cair.
7. Movimente os ombros para cima e para baixo suavemente.
8. Repita o exercício movimentando o ombro direito e depois os dois juntos.

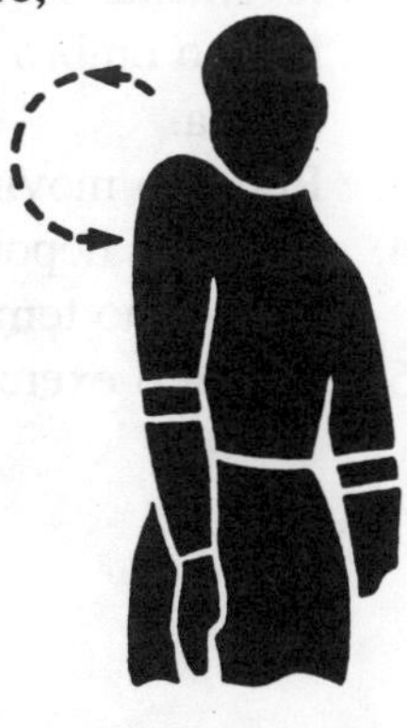

OBSERVAÇÕES

1. *Não tensione os ombros ao movê-los.*
2. Mantenha os braços relaxados e pendentes.
3. Faça círculos lentos, bem definidos e tão amplos quanto possível.
4. Mantenha os joelhos flexionados, com a cabeça para cima e o queixo reto.
5. Mantenha o peito imóvel e a coluna ereta.

Elevação dos ombros

OBJETIVO

Movimentar os ombros e soltar os músculos da parte superior das costas.
Aliviar a tensão da parte superior das costas.

MÉTODO

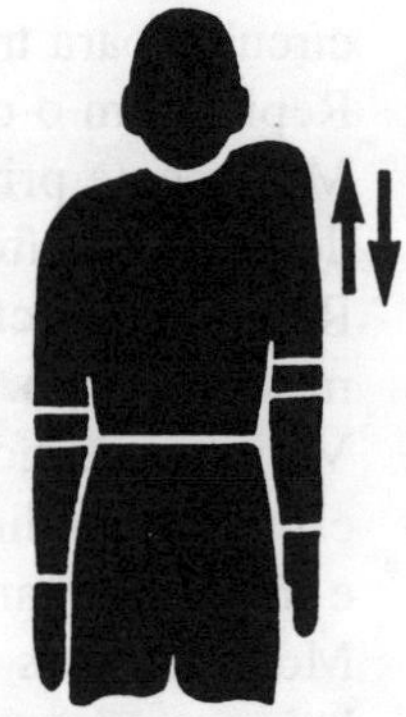

1. Fique de pé na postura correta e com os pés levemente separados.
2. Erga o ombro direito na direção da orelha direita.
3. Repita o movimento com o ombro esquerdo.
4. Relaxe e depois repita com os dois ombros ao mesmo tempo.
5. Repita o exercício dez vezes.

Elevação dos ombros — variação

MÉTODO

1. Fique de pé na postura correta e com os pés levemente separados.
2. Erga o ombro direito na direção da orelha direita e mova-o para trás e para a frente.
3. Relaxe e repita com o ombro esquerdo.
4. Ao relaxar, solte os ombros mais do que o normal, como se estivessem afundando.
5. Repita o exercício com os dois ombros ao mesmo tempo.
6. Repita dez vezes.
7. Combine todos esses exercícios e sinta as tensões desaparecerem.

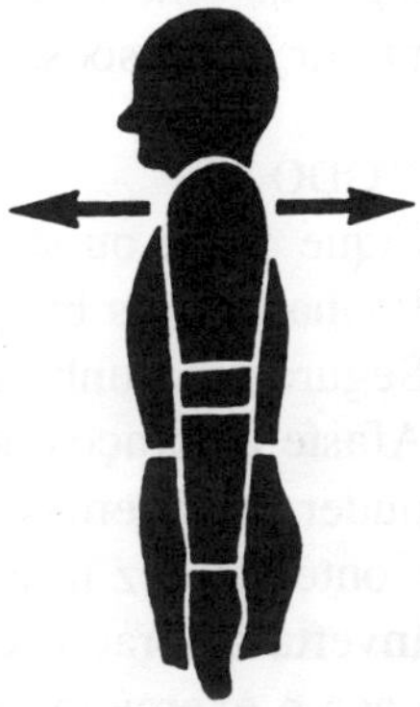

OBSERVAÇÕES

1. *Não tensione os ombros ao movê-los.*
2. Mantenha os braços soltos e pendentes.
3. Faça o exercício devagar e com suavidade.
4. Mantenha os joelhos flexionados, com a cabeça para cima e o queixo reto.
5. Não movimente o peito e deixe a coluna ereta.

Mãos nas costas

OBJETIVO
Alongar os ombros e a parte superior das costas.
Diminuir as tensões.

MÉTODO
1. Fique de pé ou sentado.
2. Ponha os dois braços nas costas.
3. Segure um punho com a outra mão.
4. Afaste os braços do corpo o máximo que puder, mas sem forçar.
5. Conte até dez nessa posição.
6. Inverta os braços e repita.
7. Faça o exercício cinco vezes.

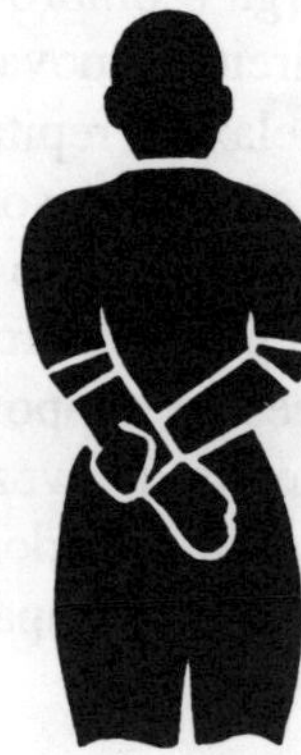

EXERCÍCIOS COM OS BRAÇOS E OMBROS

Mãos nas costas — variação 1

MÉTODO

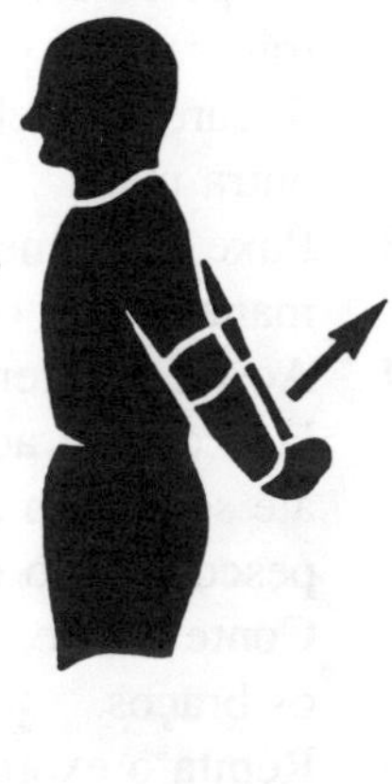

1. Fique de pé ou sentado com os braços estendidos nas costas.
2. Em vez de segurar o punho com a outra mão, entrelace os dedos nas costas.
3. Com os braços estendidos, inspire ao erguê-los, afastando-os do corpo.
4. Erga os braços o máximo possível e procure juntar as escápulas (omoplatas).
5. Conte até dez nessa posição.
6. Solte o ar ao baixar os braços, flexionando os cotovelos.
7. Repita o exercício cinco vezes.

OBSERVAÇÕES
1. Fique de pé ou sentado, lembrando-se de encaixar o quadril. *Não arqueie as costas.*
2. *Não se incline para a frente*, pois isso reduz a eficácia do alongamento.
3. Mantenha os braços estendidos e erga-os o máximo possível, sem forçar.
4. Sinta o alongamento nos músculos dos braços, dos ombros e do peito.
5. Mantenha os joelhos levemente flexionados.

Mãos nas costas — variação 2

MÉTODO

1. De pé ou sentado, estenda os braços para trás.
2. Segure o antebraço ou o cotovelo com a outra mão.
3. Puxe suavemente o braço para baixo, de maneira que o ombro se desloque para baixo.
4. Ao mesmo tempo, incline a cabeça para o lado oposto ao do braço que está sendo puxado até sentir um alongamento moderado no pescoço e no ombro.
5. Conte até dez nessa posição, relaxe e inverta os braços.
6. Repita o exercício cinco vezes.

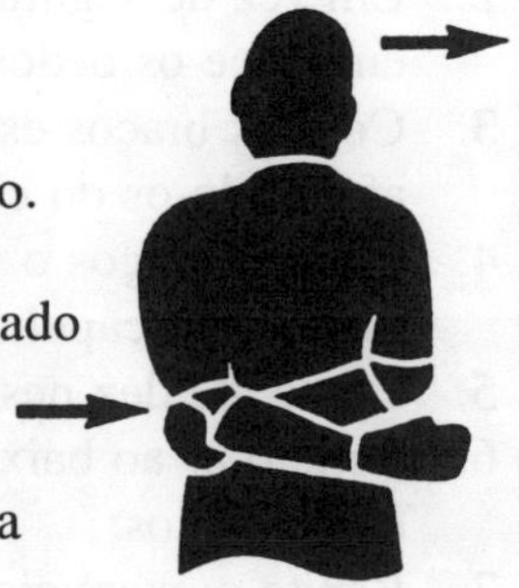

OBSERVAÇÕES

1. Fique de pé ou sentado, sem se esquecer de encaixar o quadril. *Não arqueie as costas.*
2. Sinta o alongamento nos músculos dos braços, dos ombros e do peito.
3. Mantenha os joelhos levemente flexionados.

Flexão apoiando-se numa mesa

OBJETIVO
Fortalecer e soltar os músculos dos ombros e do peito, e soltar a parte superior das costas.

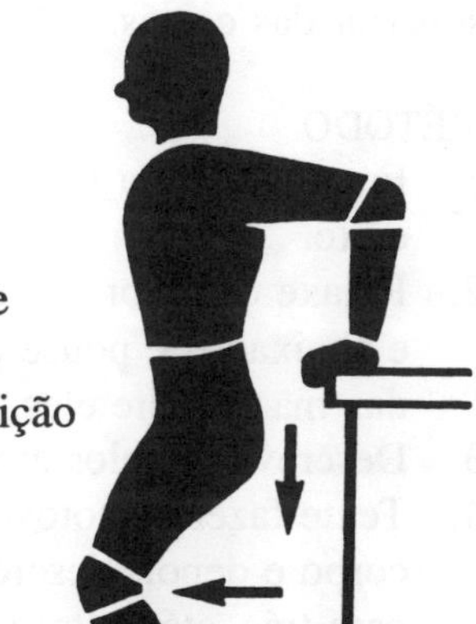

MÉTODO
1. Fique em pé, de costas para uma mesa ou escrivaninha.
2. Coloque as mãos sobre o tampo.
3. Dobre os joelhos e vá descendo até onde seus braços e ombros permitirem.
4. Conte até dez nessa posição, volte à posição inicial e repita o exercício cinco vezes.

Dedos nos ombros

OBJETIVO
Alongar e abrir o peito.
Alongar os músculos dos ombros e da parte superior das costas.

MÉTODO
1. Fique de pé ou sentado, mantendo-se ereto.
2. Relaxe os ombros, mantendo-os nivelados e abaixados e pouse os dedos das mãos sobre eles.
3. Descreva círculos amplos com os cotovelos.
4. Tente fazer os cotovelos se tocarem na frente do corpo e depois descreva um círculo amplo para trás, até voltar à posição inicial.
5. Inspire ao abrir para trás e expire ao fechar para a frente.
6. Repita o exercício dez vezes.

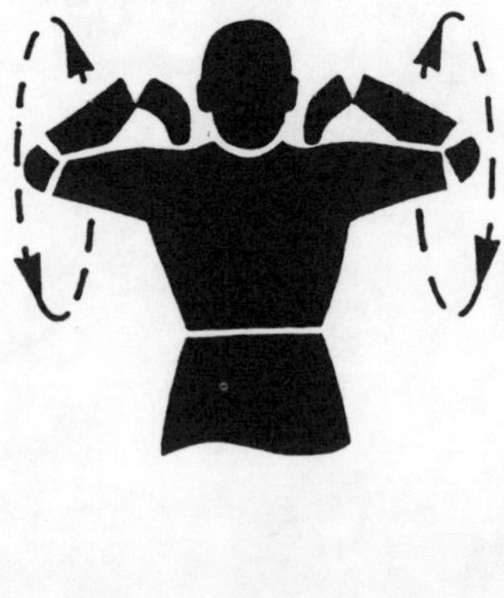

Dedos nos ombros — variação 1

MÉTODO

1. Coloque as pontas dos dedos nos ombros, como no exercício anterior.
2. Nessa posição, mova um dos cotovelos para cima e para baixo.
3. Repita com o outro cotovelo e depois com os dois cotovelos ao mesmo tempo.
4. Alongue-os para cima o máximo possível, mas sem forçar.
5. Repita o exercício dez vezes.

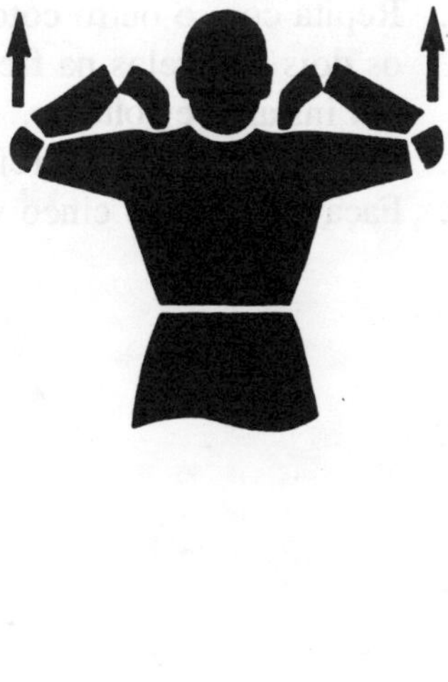

OBSERVAÇÕES

1. Faça movimentos suaves.
2. *Não alongue demais.*

Dedos nos ombros — variação 2

MÉTODO

1. Coloque as pontas dos dedos sobre os ombros, como nos exercícios anteriores.
2. Mantenha os cotovelos à frente do corpo.
3. Leve o cotovelo direito para a esquerda, sobre o peito, o máximo que puder. Sinta o alongamento das costas, do peito e dos ombros.
4. Repita com o outro cotovelo, e depois junte os dois cotovelos na frente do corpo, espere um instante e solte-os.
5. Relaxe e repita o exercício.
6. Faça o exercício cinco vezes.

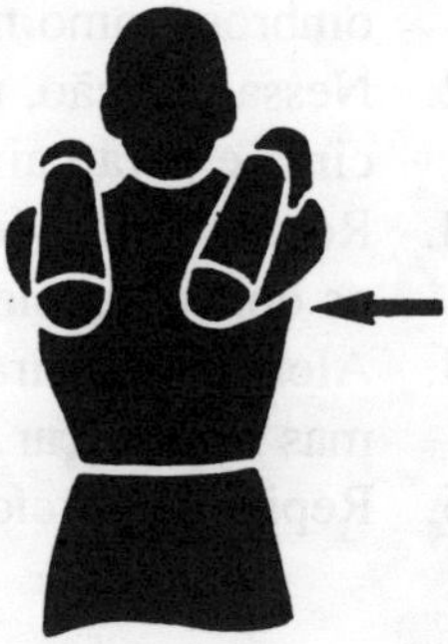

Dedos nos ombros — variação 3

MÉTODO

1. Coloque os dedos nos ombros, como nos exercícios anteriores.
2. Erga os cotovelos, deixando-os nivelados com os ombros.
3. Ao fazer este movimento, inspire profundamente e erga os cotovelos e os braços, mantendo as pontas dos dedos nos ombros.
4. Repita o exercício cinco vezes.

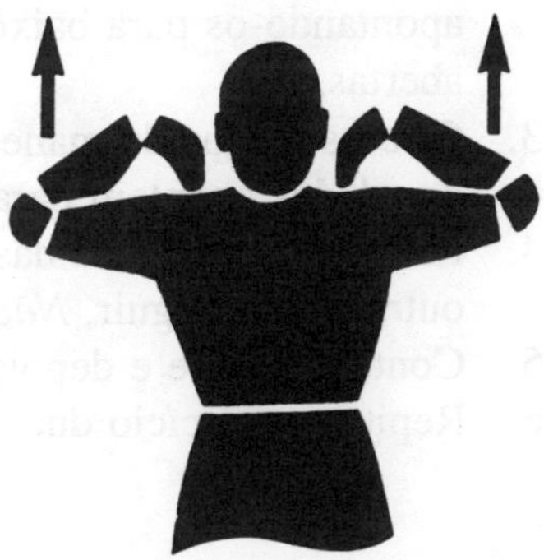

OBSERVAÇÕES
1. Faça movimentos suaves.
2. *Não alongue demais.*

Rotação do punho

OBJETIVO
Soltar os punhos e os ombros.

MÉTODO
1. Fique ereto na postura correta e com o quadril encaixado.
2. Junte os dedos das mãos nas costas, apontando-os para baixo com as mãos abertas.
3. Gire os pulsos de maneira que as pontas dos dedos apontem para o teto.
4. Pressione as palmas das mãos uma contra a outra, se conseguir. *Não force.*
5. Conte até vinte e depois relaxe.
6. Repita o exercício duas vezes.

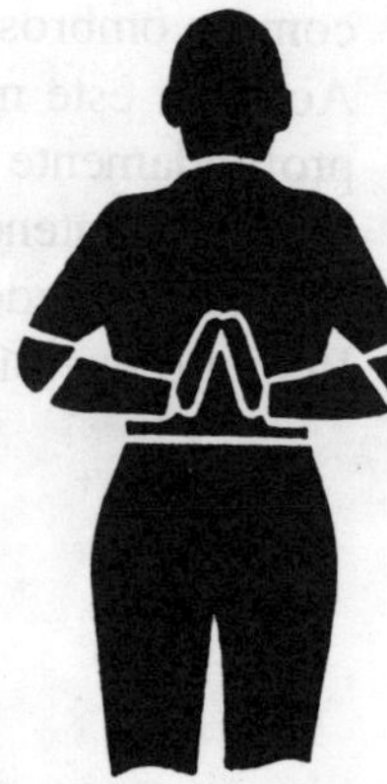

Pressão das palmas das mãos

OBJETIVO

Bom para os músculos do peito.

MÉTODO

1. Fique de pé na postura correta, com o quadril encaixado e o corpo relaxado, principalmente os ombros.
2. Junte as palmas das mãos e os dedos, na altura do peito.
3. Pressione as mãos, uma contra a outra, com pressões breves.
4. Repita a pressão com as mãos acima da cabeça e os dedos apontados para o teto.
5. Repita com as mãos no nível da cintura e os dedos apontados para baixo.
6. Repita cada exercício cinco vezes.

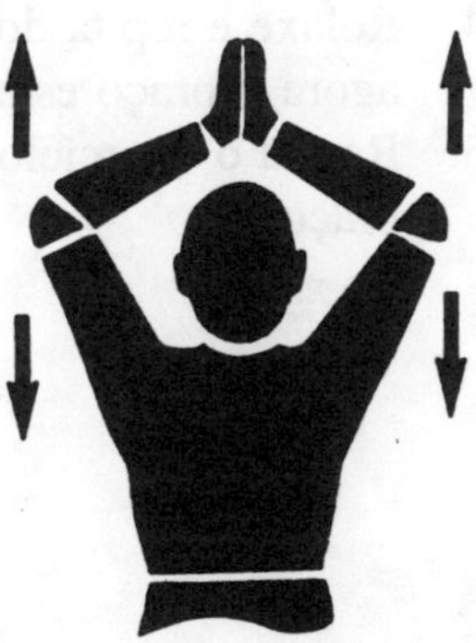

OBSERVAÇÕES

1. *Não force os movimentos em nenhum dos exercícios.*
2. Faça movimentos suaves.

Mãos atrás do pescoço I

OBJETIVO
Alongar os ombros e o peito.
Exercício excelente para a postura.

MÉTODO

1. Fique em pé ou sentado.
2. Entrelace os dedos um pouco acima da nuca e puxe lentamente o braço direto com o esquerdo, o máximo possível.
3. Conte até dez nessa posição.
4. Relaxe e repita do outro lado, puxando agora o braço esquerdo.
5. Repita o exercício cinco vezes com cada braço.

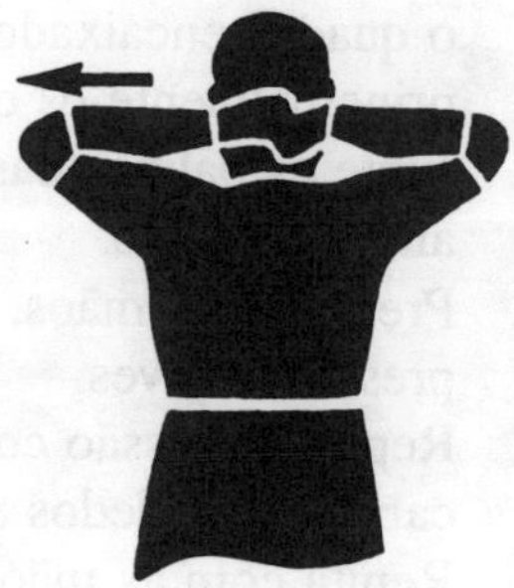

Mãos atrás do pescoço I — variação

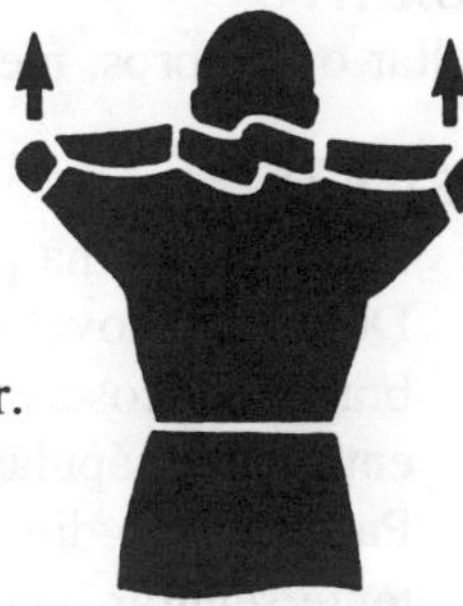

MÉTODO

1. Fique em pé ou sentado.
2. Entrelace os dedos um pouco acima da nuca, como no exercício anterior.
3. Dessa vez, puxe os cotovelos para cima e para trás, como se tentasse tocar o teto com eles. Erga os cotovelos o máximo que puder.
4. Conte até cinco nessa posição.
5. Relaxe e repita o exercício cinco vezes.

OBSERVAÇÕES

1. Mantenha a cabeça erguida e o queixo para dentro. Encaixe o quadril.
2. Respire relaxadamente.
3. Mantenha os cotovelos nivelados com os ombros.
4. *Não incline o corpo para frente nem para trás.*

Braços nas costas

OBJETIVO
Soltar os ombros, melhorar a postura e a circulação.

MÉTODO
1. Fique em pé na postura correta.
2. Dobre o cotovelo esquerdo, colocando o braço nas costas, e tente pôr a mão entre as escápulas (omoplatas).
3. Passe a mão direita por trás das costas e tente segurar o cotovelo esquerdo, puxando-o gentilmente para a direita, para aumentar o alongamento.
4. Faça o exercício cinco vezes.
5. Relaxe, inverta os braços e repita.

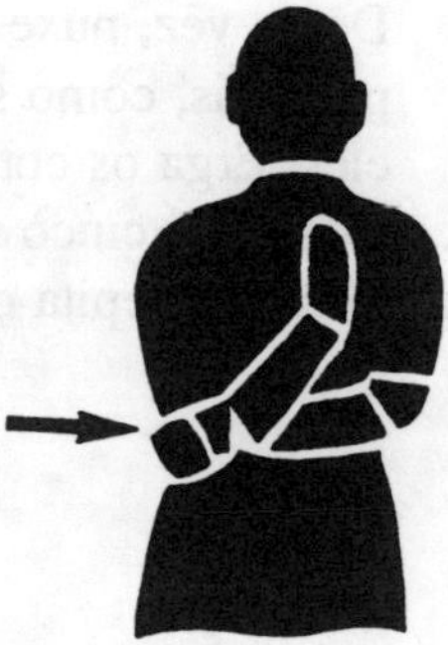

Braços nas costas — variação

MÉTODO

1. Fique em pé na postura correta.
2. Coloque as mãos nas costas, com os dedos apontando para o chão.
3. Segure o punho direito com a mão esquerda e puxe o braço direito para baixo, de forma que ele cruze as costas.
4. Conte até dez nessa posição.
5. Relaxe e repita com o outro braço.
6. Para aumentar o alongamento, incline a cabeça para o lado oposto do braço que está sendo alongado. Você sentirá imediatamente a diferença.

OBSERVAÇÕES

1. Se não conseguir alcançar o cotovelo, segure o pulso. Você ficará admirado com a rapidez com que conseguirá alcançar o cotovelo, à medida que os músculos forem se soltando com a prática desse alongamento.
2. No início, procure não ultrapassar seus limites e faça sempre movimentos suaves.

Dedos entrelaçados

OBJETIVO

Soltar os músculos dos ombros e abrir o peito. Alongar o tríceps e os músculos da parte superior das costas.

MÉTODO

1. Fique em pé na postura correta, com os ombros relaxados.
2. Levante o braço esquerdo e passe a mão por cima do ombro esquerdo. Dobre o braço direito nas costas.
3. Vá descendo a mão esquerda o máximo possível e tente tocar a mão direita, entrelaçando os dedos das mãos. Muitos não conseguem fazer isso, pois os músculos do ombro são muito rígidos. Se não conseguir:
4. Pegue uma toalhinha ou um pedaço de pano, e segure uma ponta com a mão esquerda a outra com a mão direita, pelas costas.
5. Gradualmente, tente fazer com que seus dedos se aproximem e acabem se tocando. No início a distância pode ser muito grande, mas insista.

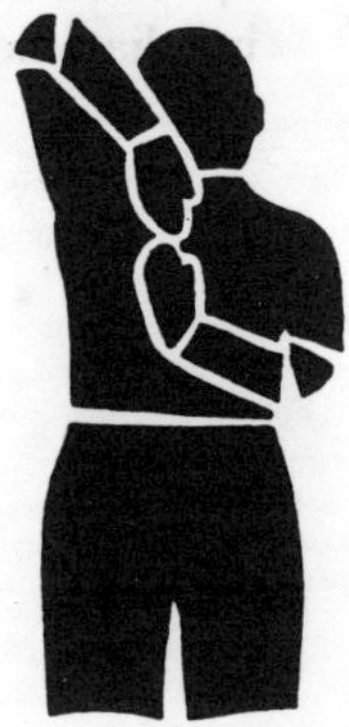

6. Inverta os braços e repita. Um dos lados será certamente mais fácil do que o outro, o que revela imediatamente quais músculos estão mais curtos.
7. Quando conseguir juntar as mãos, leve o cotovelo de cima o mais para baixo possível, e o cotovelo de baixo bem para cima. A mão de cima deve descer o máximo possível.
8. Conte até dez nessa posição, inverta os braços e repita.

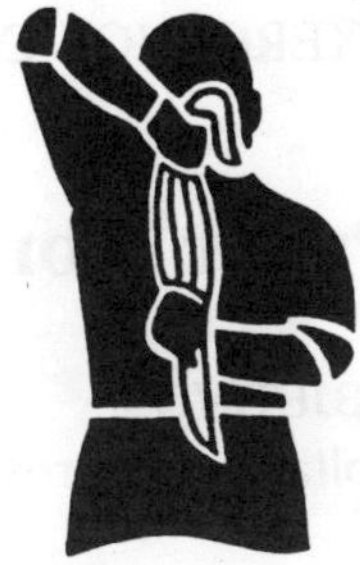

OBSERVAÇÕES

1. *Não alongue demais.* Vá sempre com calma.
2. Mantenha a cabeça para cima, o queixo reto e os ombros relaxados.
3. Respire relaxadamente. *Não force nenhum movimento.*
4. Praticando regularmente, logo as duas mãos vão se tocar.
5. Um alongamento maravilhoso para fazer a qualquer hora, em qualquer lugar, especialmente se você trabalha sentado.

EXERCÍCIOS COM OS BRAÇOS E OMBROS

Puxar o braço

OBJETIVO

Soltar os ombros e alongar a parte superior das costas.

MÉTODO

1. Fique em pé na postura correta.
2. Dobre um braço na frente do corpo e segure o cotovelo com a outra mão.
3. Puxe suavemente o cotovelo na direção do ombro oposto.
4. Conte até dez nessa posição.
5. Inverta os braços e repita o exercício.

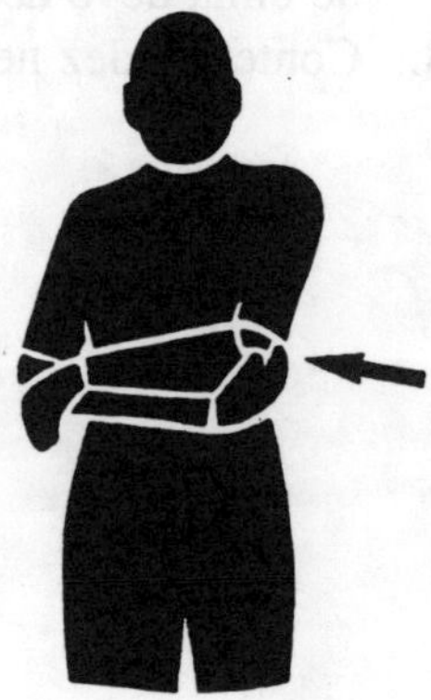

Puxar o braço — variação

MÉTODO

1. Fique em pé na postura correta, com o quadril encaixado.
2. Segure um braço logo acima do cotovelo.
3. Puxe suavemente esse braço para o lado oposto, de maneira que a mão passe por cima do ombro.
4. Conte até dez nessa posição, inverta os braços e repita.
5. Quando esse alongamento se tornar fácil, faça o cotovelo empurrar a mão que o está segurando.

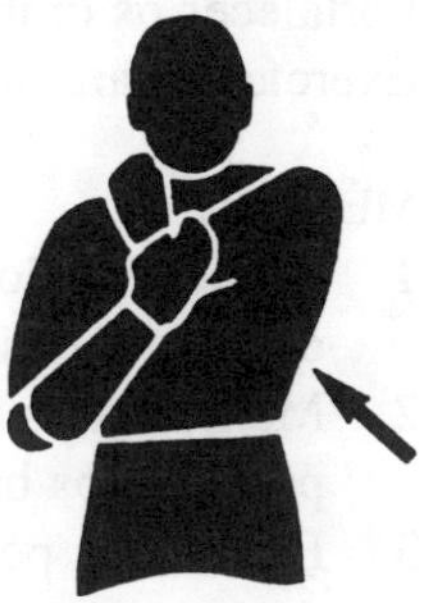

OBSERVAÇÕES

1. Mantenha a coluna ereta e o quadril encaixado.
2. Mantenha os ombros relaxados e naturalmente abaixados.
3. *Não alongue demais.*
4. Aplique pressão constante e vá com calma.

Flexão apoiando-se numa cadeira

OBJETIVO
Fortalecer os ombros e os braços para facilitar tarefas rotineiras. Exercício maravilhoso para fortalecer o peito e os braços.

MÉTODO
1. Apóie as mãos numa cadeira firme, mantendo os pés no chão.
2. Mantenha os pés afastados da cadeira para que os braços trabalhem.
3. Estenda as pernas afastando-as da cadeira, de maneira que o corpo fique apoiado nos braços e seu peso recaia sobre o assento da cadeira.

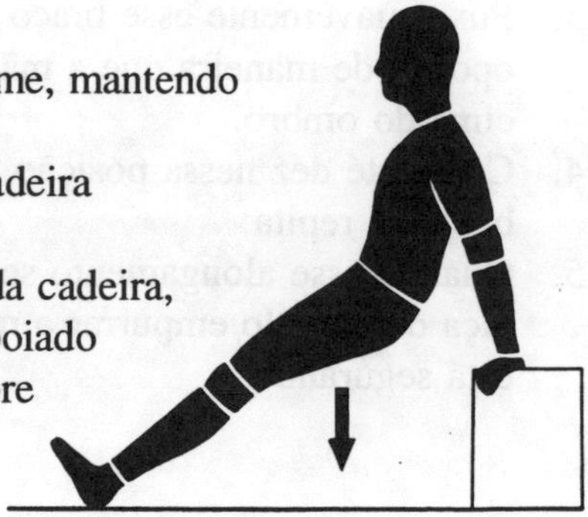

4. Dobre os braços e baixe o corpo na direção do chão.
5. Volte à posição inicial.
6. Repita até seus braços se cansarem. No início, faça o movimento só uma ou duas vezes. Quando ficar mais forte, repita mais vezes. Esse exercício pode ser praticado no decorrer do dia de trabalho.

OBSERVAÇÕES

1. *Não dobre o corpo como se fosse se sentar no chão. Mantenha os quadris para cima e o corpo esticado.*
2. *Se tiver pouca força nos braços e nos ombros, tome muito cuidado.*
3. Mantenha a cabeça erguida e faça movimentos suaves.
4. Com o tempo, aumente o número de movimentos.

Braços acima da cabeça

OBJETIVO
Alongar os ombros e os braços.

MÉTODO
1. Fique ereto na postura correta, sem se esquecer de encaixar o quadril.
2. Mantenha os joelhos flexionados.
3. Erga as mãos acima da cabeça com os dedos entrelaçados.
4. Estenda os braços para cima o máximo que puder, mas com os pés bem apoiados no chão. Sinta como se estivesse crescendo.
5. Alongue as laterais do corpo, inclinando-se suavemente para os lados, com as mãos acima da cabeça.
6. Para liberar a tensão, mantenha as palmas e os punhos juntos enquanto estiver com os braços acima da cabeça. Inspire e alongue para cima.
7. Repita dez vezes.

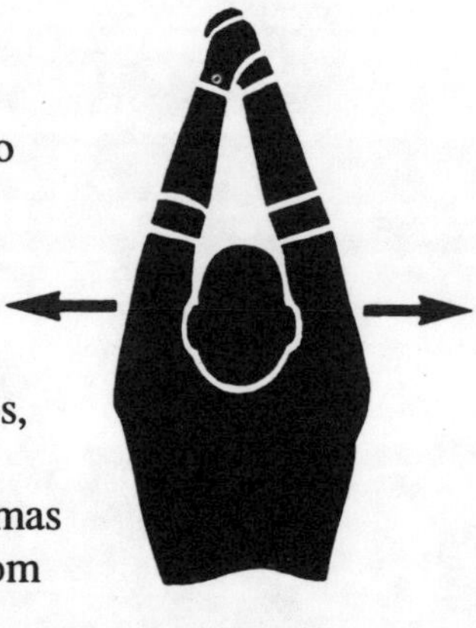

Braços acima da cabeça — variação

MÉTODO

1. Fique em pé, como no exercício anterior.
2. Entrelace os dedos e vire as palmas das mãos para fora, levando os braços para a frente, na altura dos ombros, até que fiquem estendidos.
3. Erga os braços acima da cabeça com os dedos ainda entrelaçados e as palmas voltadas para o teto.
4. Mantenha os cotovelos, os ombros e as costas numa linha reta.
5. Dobre os cotovelos e traga as mãos para a nuca, com as palmas voltadas para o pescoço.
6. Erga-as novamente na direção do teto, estendendo em seguida os braços para frente e depois em direção ao corpo. Relaxe e repita cinco vezes.
7. Varie a posição à medida que for sentindo os resultados.

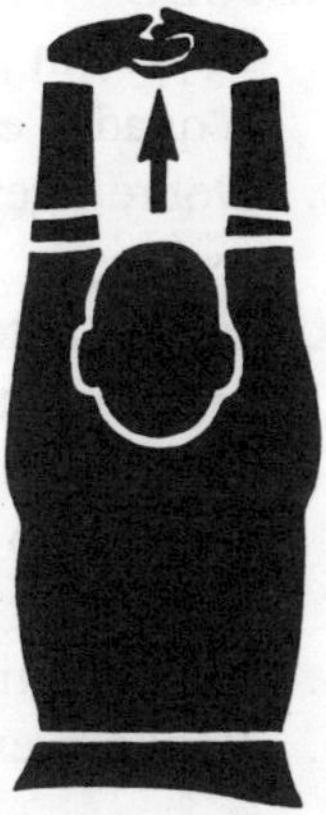

OBSERVAÇÕES

Estes são alongamentos excelentes que o deixam ereto, com os ombros relaxados e o peito alongado.

Alongamento do tríceps

OBJETIVO
Fortalecer a parte de trás dos braços e dos ombros e abrir o peito.

MÉTODO
1. Fique em pé na postura correta e com o quadril encaixado.
2. Dobre ligeiramente os joelhos e erga os braços.
3. Erga o cotovelo esquerdo, passando o braço por trás da cabeça.
4. Levante o outro braço e puxe gentilmente o cotovelo esquerdo com a mão direita, alongando este braço.
5. Repita com o outro braço.
6. Repita o exercício de duas a cinco vezes.

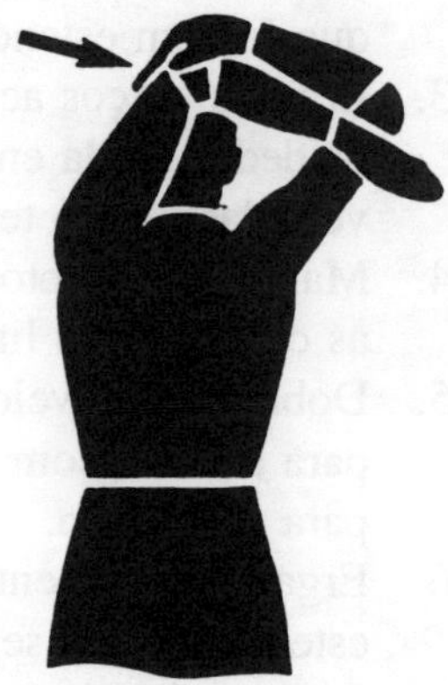

Alongamento do tríceps — variação

MÉTODO

1. Fique em pé, como no exercício anterior, com os joelhos levemente flexionados e os braços erguidos.
2. Colocando a mão direita sobre o cotovelo esquerdo, puxe o braço esquerdo para o lado oposto. Puxe suavemente o cotovelo mas sem dobrar o braço esquerdo.
3. Puxe para o lado e não para baixo como no alongamento anterior. Você sentirá o alongamento na lateral do corpo.
4. Conte até dez nessa posição.
5. Repita, erguendo o braço direito.
6. Repita cada exercício de duas a cinco vezes.
7. Varie o alongamento deixando o cotovelo reto ou dobrado. Para aumentar o alongamento, incline-se para o lado do braço que está sendo alongado.

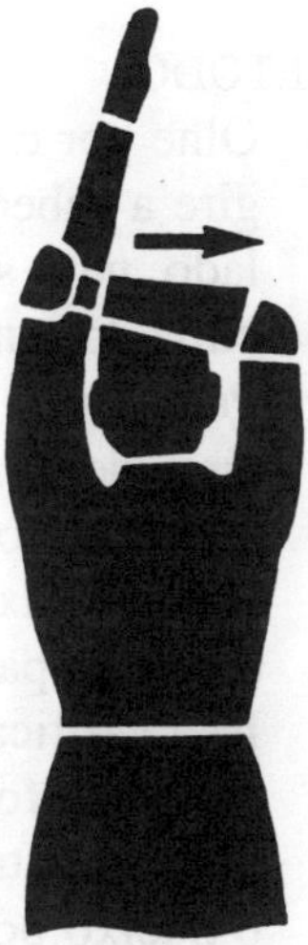

OBSERVAÇÃO
Faça esses exercícios devagar e com suavidade.

Girar e alongar o pescoço

OBJETIVO
Aumentar a flexibilidade do pescoço.

MÉTODO
1. Olhe por cima de um ombro, depois gire a cabeça para baixo e para o outro lado, num semicírculo, olhando por cima do outro ombro.
2. Para variar este exercício, olhe por cima de um ombro e depois do outro, mantendo o queixo paralelo ao chão. Relaxe e tente virar ainda mais a cabeça para olhar sobre o ombro. Isso vai ficando mais fácil à medida que você for praticando. Mantenha os ombros naturalmente abaixados e direcione o queixo por cima do ombro.

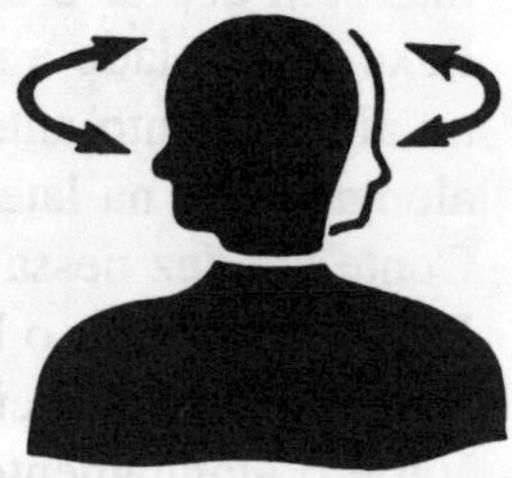

3. NUNCA incline a cabeça para trás.
4. Sem levar os ombros para trás, repita o exercício dez vezes.

Inclinação da cabeça I

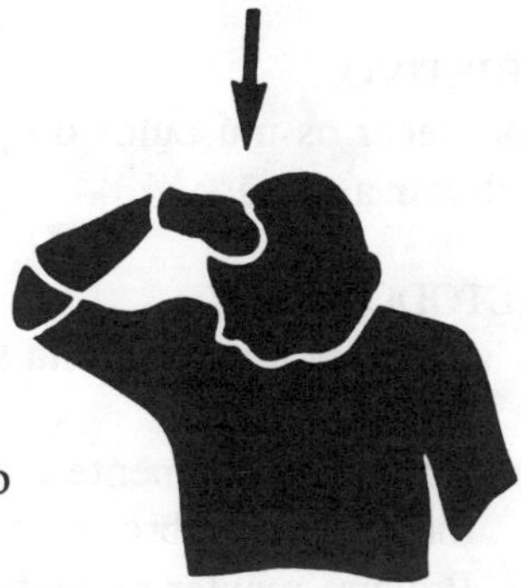

MÉTODO

1. Fique em pé ou sentado, na postura correta e com o quadril encaixado.
2. Gire a cabeça para uma posição diagonal (meio para o lado).
3. Incline a cabeça na direção do peito.
4. Respire normalmente.
5. Varie o alongamento colocando a mão no topo da cabeça e empurrando-a suavemente para baixo.

OBSERVAÇÕES
A prática regular desse exercício reduz a rigidez do pescoço, que muitas vezes anuncia dores de cabeça e nas costas. Evite fazer movimentos amplos ou bruscos com o pescoço, pois isso pode comprimir as articulações e aumentar o desgaste, apesar de o pescoço ser naturalmente forte.

Empurrar o pescoço

OBJETIVO

Fortalecer os músculos do pescoço e aliviar a tensão.

MÉTODO

1. Coloque a mão direita sobre a orelha direita.
2. Empurre lentamente a cabeça na direção do ombro esquerdo.
3. Procure manter os ombros retos, sem erguer o ombro esquerdo na direção da cabeça.
4. Repita o exercício. Em seguida, faça o mesmo para do outro lado.

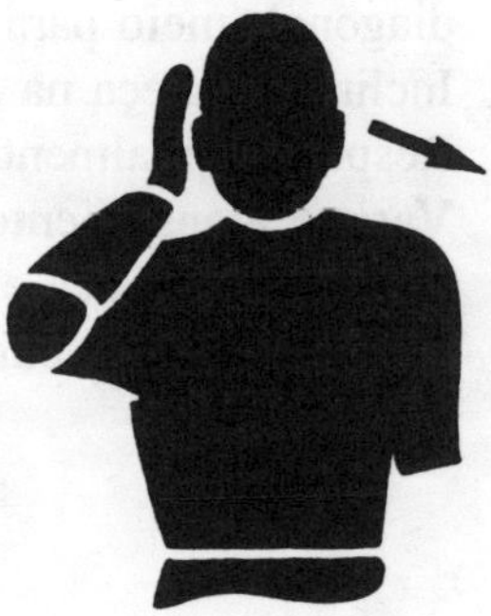

Empurrar o pescoço — variação

MÉTODO

1. Coloque as mãos atrás da cabeça, um pouco acima da nuca.
2. Entrelace os dedos.
3. Empurre a cabeça contra as mãos e as mãos contra a cabeça.
4. Conte até dez nessa posição e relaxe.
5. Repita o exercício.

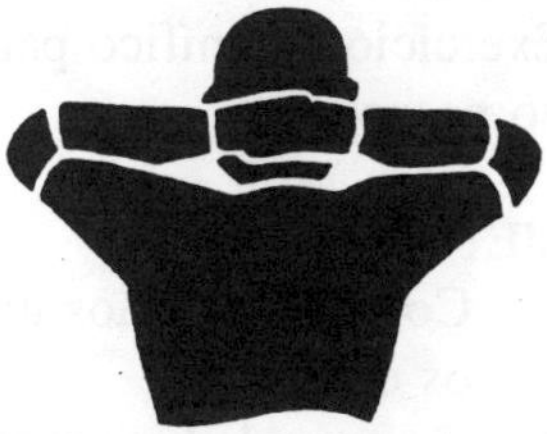

OBSERVAÇÕES

1. Essa é uma boa maneira de controlar os movimentos do pescoço.
2. *Não empurre com força.* Empurre só o suficiente para trabalhar os músculos.
3. *Não force os músculos até o ponto em que eles começam a tremer.*
4. Empurre o máximo possível, mas sem que ocorram movimentos.

Mãos atrás do pescoço II

OBJETIVO

Exercício magnífico para aliviar a tensão no pescoço.

MÉTODO

1. Coloque as mãos na nuca e entrelace os dedos.
2. Com os dedos entrelaçados, leve os cotovelos para a frente até que se toquem.
3. Empurre suavemente o pescoço para trás, contra os dedos entrelaçados.
4. Volte à posição inicial. Repita dez vezes.

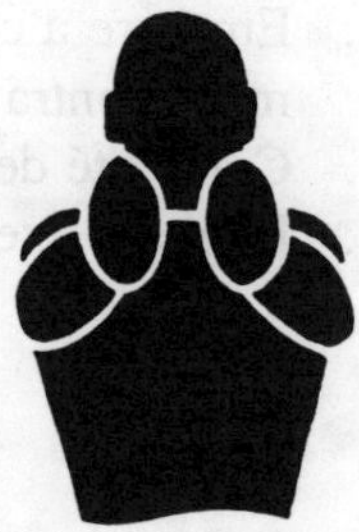

Inclinação da cabeça II

OBJETIVO
Diminuir a tensão do pescoço.

MÉTODO
1. Incline a cabeça para a frente e deixe-a descansar junto ao peito.
2. Entrelace os dedos na nuca, como no exercício anterior.
3. Mantenha os cotovelos voltados para baixo.
4. Com suavidade e firmeza, empurre a cabeça para baixo, na direção do peito.
5. Conte até dez nessa posição e relaxe.
6. Volte ao início e repita o exercício.
7. Varie o alongamento virando levemente a cabeça para um lado e depois para o outro.

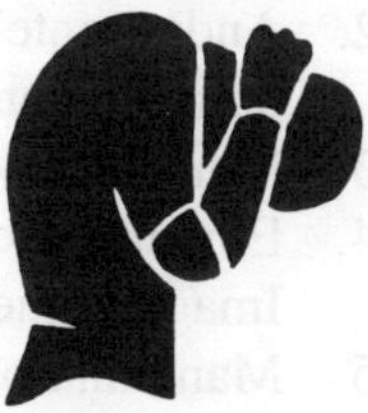

OBSERVAÇÕES
1. Essa é uma boa maneira de controlar os movimentos do pescoço.
2. *Não empurre demais:* pare antes de fazer movimentos.
3. *Não force os músculos até o ponto em que começam a tremer.*
4. Não se esqueça de encaixar o quadril.

Peso na cabeça

OBJETIVO
Ajuda a desenvolver a noção de postura correta.

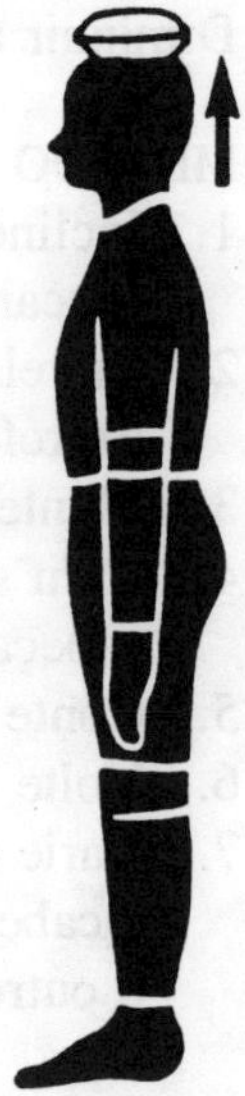

MÉTODO
1. Equilibre sobre a cabeça um livro, uma almofada ou, o que é melhor, um saquinho de farinha ou açúcar de no máximo dois quilos.
2. Ande, sente-se ou fique em pé mantendo um bom alinhamento.
3. Mantenha o queixo reto.
4. Empurre a cabeça para cima, contra o peso. Imagine que o está empurrando na direção do teto.
5. Mantenha os ombros relaxados.

Deslizamento do queixo

OBJETIVO

Eliminar tensões do pescoço e melhorar a postura.

MÉTODO

1. Mantenha o queixo reto e encaixe-o para dentro. A seguir, force a cabeça para cima, alongando a parte posterior do pescoço. Faça o queixo deslizar para a frente e para trás, como se escorregasse sobre uma superfície bem lisa.
2. Leve o queixo para trás o máximo que puder e fique alguns instantes nessa posição.
3. Vire levemente a cabeça para o lado e repita.
4. Repita o exercício várias vezes durante o dia e logo você sentirá a diferença.

OBSERVAÇÕES

1. As dores no pescoço são comuns, mas melhoram muito com exercícios praticados corretamente.
2. A posição da cabeça é muito importante. Procure manter as costas eretas, para que a cabeça se mantenha acima dos ombros e não à frente deles.

Empurrar a cabeça

OBJETIVO
Fortalecer os músculos do pescoço e aliviar a tensão do pescoço.

MÉTODO

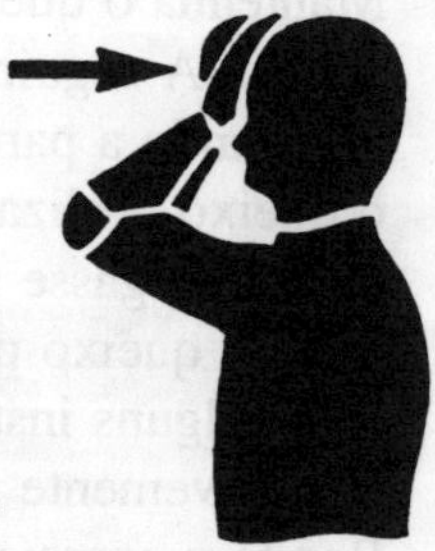

1. Coloque as mãos sobre a testa, uma em cima da outra.
2. Force a cabeça para a frente ao mesmo tempo em que a empurra, com as mãos, para trás.
3. Conte até dez nessa posição.
4. Relaxe e repita o exercício.

EXERCÍCIOS COM O PESCOÇO

Empurrar a cabeça — variação

MÉTODO

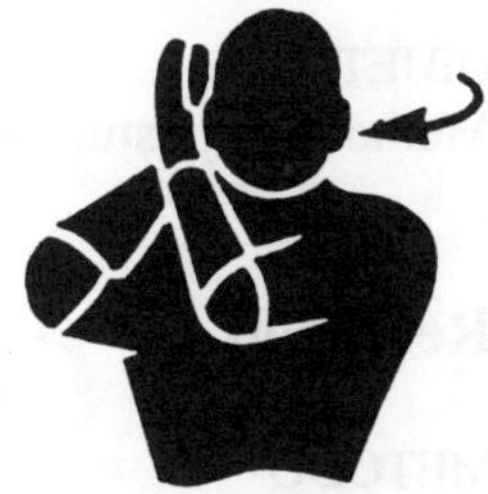

1. Coloque as mãos sobre a têmpora direita.
2. Procure virar a cabeça para a direita, enquanto as mãos fazem pressão para o lado oposto.
3. Conte até dez nessa posição e depois relaxe.
4. Repita do outro lado.

OBSERVAÇÕES

1. Essa é uma boa maneira de controlar os movimentos do pescoço.
2. *Não empurre com força.* Empurre só o suficiente para trabalhar os músculos.
3. *Não force de maneira a fazer os músculos tremerem.*
4. Empurre o máximo possível, mas sem que ocorram movimentos.

Exercícios variados para o pescoço

OBJETIVO
Melhorar a postura e diminuir a tensão no pescoço.

Retração

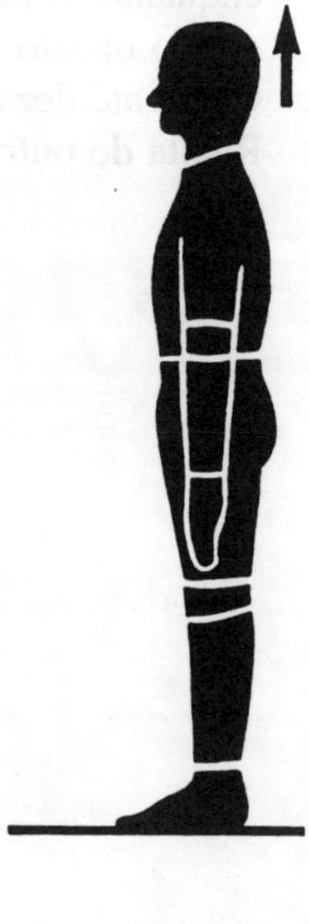

MÉTODO
1. Olhe para a frente e traga o queixo um pouco para trás, para que fique reto.
2. Empurre o topo da cabeça na direção do teto, aumentando a distância entre as orelhas e os ombros.
3. Erga e abaixe levemente os ombros para relaxá-los.
4. Imagine que você cresce um pouco cada vez que faz esse exercício.

EXERCÍCIOS COM O PESCOÇO

Flexão, extensão, rotação

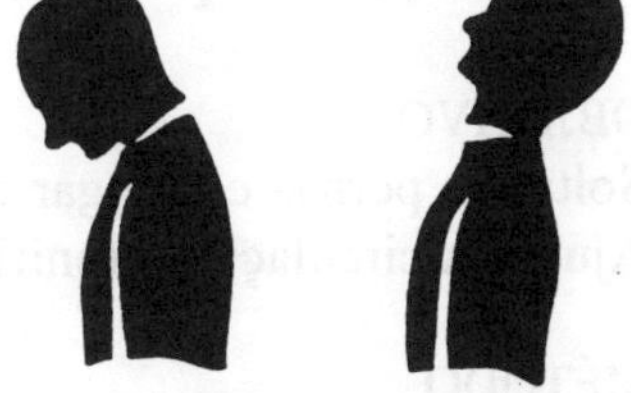

MÉTODO — FLEXÃO
Baixe o queixo e incline a cabeça para a frente, com os ombros relaxados. Repita o exercício.

MÉTODO — EXTENSÃO
Coloque a cabeça para trás, como se estivesse olhando para o teto, mas não exagere. Repita o exercício.

MÉTODO — ROTAÇÃO
Vire a cabeça para olhar por cima de um ombro, depois do outro. Leve o queixo para o peito, mantendo os ombros abaixados e nivelados. Force os ombros para baixo para aumentar o efeito. É desnecessário descrever círculos completos com a cabeça.

EXERCÍCIOS FEITOS COM A AJUDA DE UMA MESA OU DE UMA CADEIRA

Balançar a perna

OBJETIVO
Soltar as pernas e alongar os quadris.
Ajudar a circulação e tonificar as coxas.

MÉTODO

1. Fique de lado para uma mesa ou para o encosto de uma cadeira, apoiando-se com uma das mãos.
2. Balance a perna para a frente e para trás, descrevendo arcos de não mais de 45 graus.
3. Mantenha a postura correta, encaixando o quadril.
4. Repita o exercício dez vezes.
5. Vire-se e repita o exercício com a outra perna.
6. Mantenha flexionada a perna de apoio e esticada a perna que está sendo exercitada.

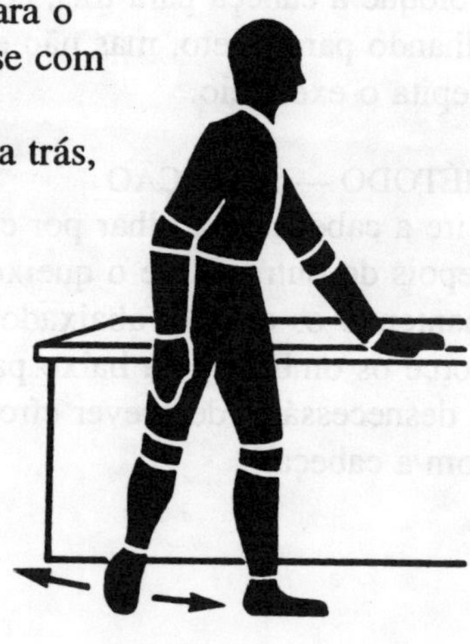

Balançar a perna — variação

MÉTODO

1. Apóie uma das mãos no encosto de uma cadeira ou numa mesa, como no exercício anterior.
2. Erga o joelho formando um ângulo reto, de maneira que a coxa fique paralela ao chão.
3. Balance suavemente o joelho na direção da cadeira e depois para fora, num arco de 180 graus.
4. Repita cinco vezes.
5. Vire-se e repita o exercício com a outra perna.

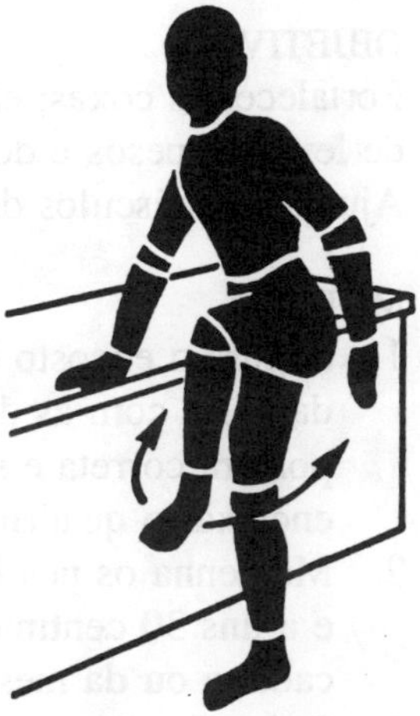

OBSERVAÇÃO
Vá devagar e não force.

Pernas semiflexionadas

OBJETIVO
Fortalecer as coxas; essencial para andar e corrigir a maneira de levantar pesos e dobrar o corpo.
Ajudar os músculos das costas.

MÉTODO
1. Segure o encosto da cadeira ou o tampo da mesa com as duas mãos, mantendo a postura correta e sem se esquecer de encaixar o quadril.
2. Mantenha os pés levemente separados e a uns 30 centímetros da base da cadeira ou da mesa.
3. Dobre lentamente os joelhos, mantendo as costas retas.

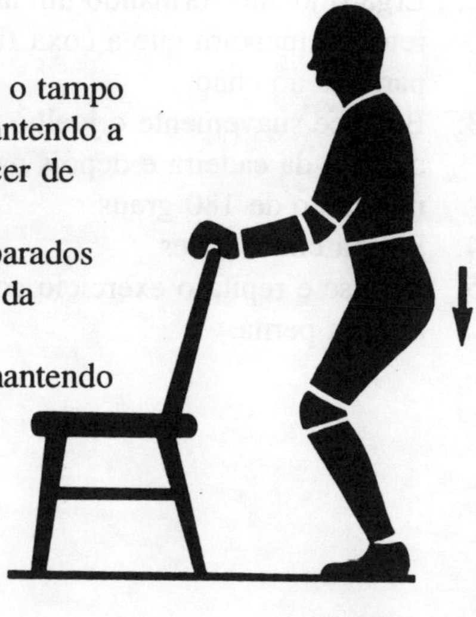

4. Não dobre muito os joelhos; nunca chegue a formar um ângulo reto com eles.
5. Fique de pé novamente, usando os músculos das coxas.
6. Repita o exercício quantas vezes quiser.

OBSERVAÇÕES

1. Não dobre demais os joelhos. Faça movimentos suaves. Não abaixe bruscamente, pois, no início, esse movimento é excessivo.
2. Mantenha os ombros relaxados e os calcanhares no chão, com os pés levemente voltados para fora para manter o equilíbrio.
3. Você logo vai sentir a diferença, à medida que os músculos das coxas forem ficando mais fortes. Ajuste a distância da cadeira ou da mesa para variar o alongamento.

No início, a maioria das pessoas acha este exercício difícil. É mais fácil quando se fica na ponta dos pés. Persevere, pois este é um excelente exercício de alongamento geral. Vá devagar. No começo, talvez só consiga dobrar os joelhos uma ou duas vezes. Procure chegar a dez ou doze vezes, à medida que os músculos forem ficando mais fortes.

Não dobre demais os joelhos. Mantenha as costas retas, com bom equilíbrio e controle. São as coxas que fazem força.

EXERCÍCIOS FEITOS COM A AJUDA DE UMA MESA OU DE UMA CADEIRA

Flexão do tronco com as costas estendidas

OBJETIVO

Alongar a parte superior das costas e a coluna e aliviar a tensão. Soltar a parte inferior das costas e os tendões. Corrigir ombros caídos. Excelente alongamento geral.

MÉTODO

1. Fique de pé diante de uma mesa, à distância de um braço estendido (talvez, no início, seja mais fácil usar o peitoril de uma janela).
2. Dobre os joelhos, incline-se para a frente, cruze os braços sobre o tampo da mesa e descanse a cabeça sobre eles.
3. Endireite lentamente os joelhos, sentindo o alongamento gradual da coluna. Deixe os joelhos levemente flexionados.
4. Empurre as nádegas para fora para aumentar o alongamento, mas encaixe o quadril.

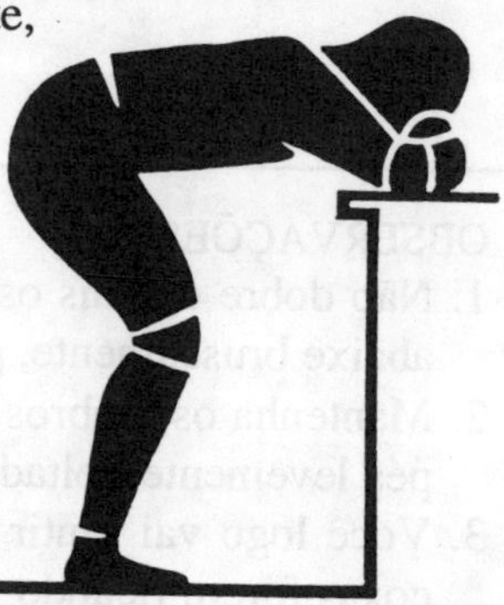

OBSERVAÇÕES

1. Mantenha os ombros relaxados e use as duas mãos para se apoiar.
2. Mantenha as coxas e pernas relaxadas. Encaixe o quadril e olhe para baixo.
3. Não arqueie as costas nem o pescoço. Mantenha os joelhos levemente relaxados para proteger os tendões.
4. Para variar o alongamento, arredonde as costas para cima e depois a endireite. Outra variação é movimentar os quadris, andando no mesmo lugar, com os braços apoiados no tampo da mesa.

EXERCÍCIOS FEITOS COM A AJUDA DE UMA MESA OU DE UMA CADEIRA

Flexão do tronco com as costas estendidas — variação

MÉTODO

1. Apóie só as mãos no tampo da mesa.
2. Afaste-se mais, endireite suavemente os joelhos e leve as nádegas para trás.
3. Procure manter as costas retas.
4. Dobre o tronco na altura dos quadris e deixe os joelhos alinhados com eles.
5. Concentre-se no alongamento da coluna, mantendo-a na horizontal.
6. Respire normalmente, relaxe enquanto alonga e sinta a tensão se dissipar.

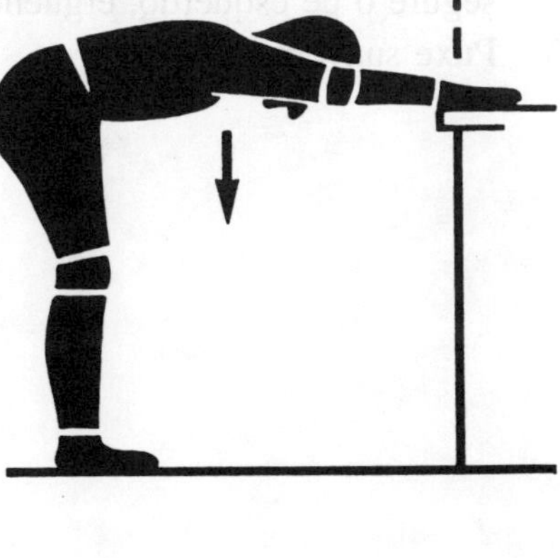

EXERCÍCIOS FEITOS COM A AJUDA DE UMA MESA OU DE UMA CADEIRA

Alongamento do quadríceps

OBJETIVO

Alongar e fortalecer os quadríceps.
Corrigir a postura e fortalecer as coxas e os joelhos.

MÉTODO

1. Fique ereto na postura correta, com o quadril encaixado.
2. Apóie-se no encosto da cadeira ou no tampo da mesa com a mão direita e, com a mão esquerda, segure o pé esquerdo, erguendo-o em direção à nádega.
3. Puxe suavemente o pé.

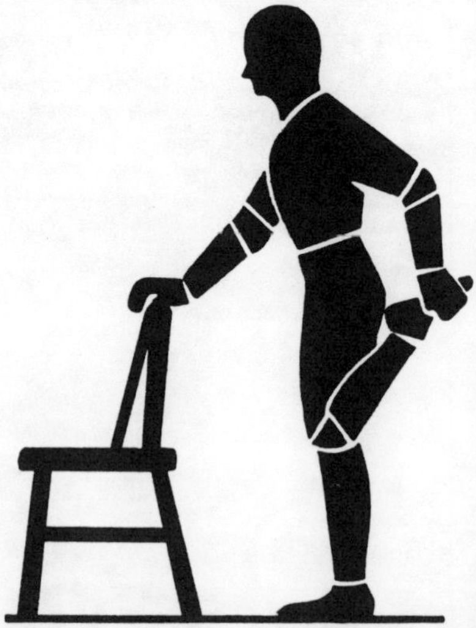

4. Conte até dez nessa posição, sentindo o alongamento na parte da frente da coxa esquerda.
5. Repita o exercício com a outra perna.
6. Faça o exercício cinco vezes de cada lado.

OBSERVAÇÕES

1. Mantenha os ombros retos e a coluna ereta, encaixando o quadril.
2. *Não se incline para a frente.*
3. *Não dobre demais o joelho.* Faça o pé empurrar a mão que o está segurando para aumentar o alongamento. Empurre lentamente, sentindo o alongamento ao longo da parte anterior da coxa.
4. Não há necessidade de tocar as nádegas com o pé, pois assim você estende demais a articulação do joelho.
5. Segure o pé ou o tornozelo (como se sentir melhor) *suavemente.* Procure manter o joelho dobrado apontando para o chão, com o outro joelho levemente flexionado.
6. *Não arqueie as costas* e mantenha os quadris retos.
7. Os ombros devem ficar naturalmente abaixados e relaxados.
8. Se possível, mantenha as coxas paralelas.
9. Nesse exercício não podem ocorrer movimentos bruscos.

Alongamento da virilha e do quadril

OBJETIVO

Trabalhar os músculos da parte inferior das costas e da parte interna das coxas.

MÉTODO

1. Sente-se no chão, junte as solas dos pés, com os joelhos abertos e aproxime-as o máximo possível do corpo, mas sem forçar.
2. Com as mãos e os antebraços apoiados nos joelhos, empurre-os suavemente para o chão.
3. Conte até dez nessa posição.
4. Solte, relaxe e repita o exercício.

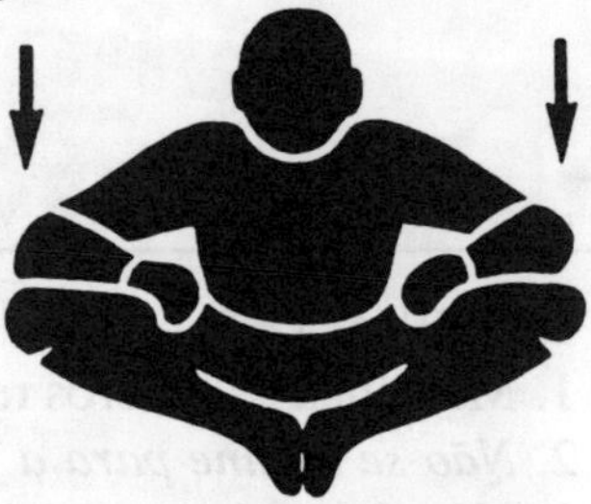

Alongamento da virilha e do quadril — variação

MÉTODO

1. Sente-se no chão, junte as solas dos pés e traga-as para junto do corpo o máximo possível, mas sem forçar.
2. Coloque as mãos sobre os tornozelos e, com os cotovelos, empurre suavemente os joelhos para o chão.
3. Conte até dez nessa posição.
4. Solte, relaxe e repita desde o início.
5. À medida que o exercício for ficando mais fácil, pressione os joelhos um pouco mais para aumentar o alongamento.
6. Sente-se sempre com os ombros relaxados, na postura correta e com o quadril encaixado.
7. Mantenha os joelhos abertos para facilitar o alongamento: deixe-os soltos, próximos ao chão.
8. O segredo é levar suavemente os joelhos para baixo à medida que os músculos forem relaxando. Quando sentir que a tensão desaparece, alongue um pouco mais. Mantenha a posição, deixe a tensão desaparecer, e alongue de novo.

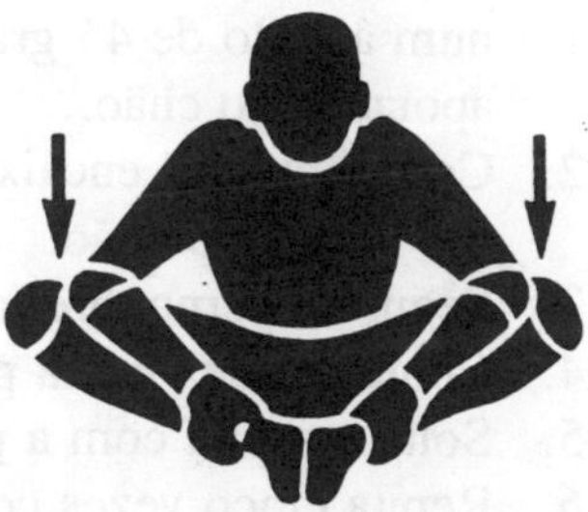

OBSERVAÇÕES

1. Incline-se levemente para a frente durante o exercício para aliviar a tensão na base das costas e respirar mais livremente.
2. Deixe que as pernas pendam para o chão. *Não as force.*

Joelho no peito II

OBJETIVO

Alongar os músculos flexores dos quadris e ajudar a parte inferior das costas.

MÉTODO

1. Deite-se de costas, com os joelhos dobrados num ângulo de 45 graus e os pés bem apoiados no chão.
2. Com o quadril encaixado, encoste a parte inferior das costas no chão.
3. Segure a perna direita atrás do joelho e traga-a para o peito.
4. Conte até dez nessa posição.
5. Solte e repita com a perna esquerda.
6. Repita cinco vezes com cada perna.

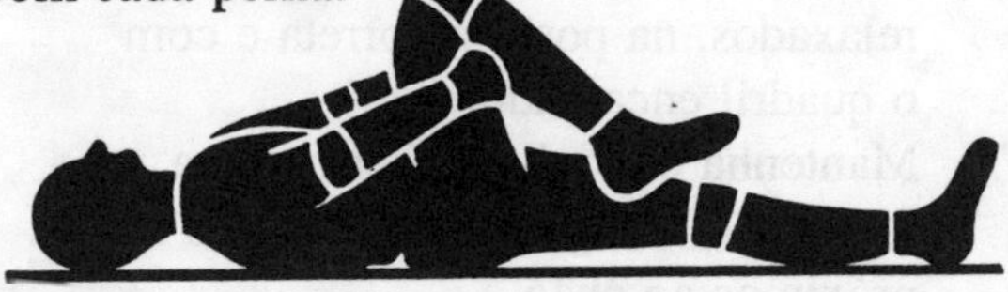

Joelho no peito II — variações

MÉTODO

1. Depois de fazer o exercício anterior, traga os dois joelhos para o peito ao mesmo tempo.
2. Erga um pouco a cabeça e, se conseguir, toque os joelhos com ela. As nádegas se erguem do chão quando a parte inferior das costas se alonga.
3. Para variar, balance suavemente as costas para frente e para trás, com os dois joelhos contra o peito.
4. Quando estiver acostumado a esses exercícios, tente levar um joelho ao peito, enquanto estica a outra perna no chão. Você pode também erguer a perna estendida, com o pé apontado para o teto, alongando a virilha e o quadril. *Mas não tente erguer as duas pernas ao mesmo tempo e nunca force os movimentos.*

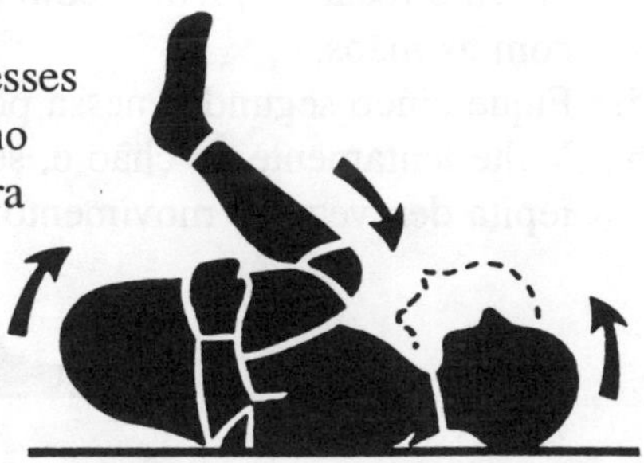

OBSERVAÇÕES

1. Com ambas as mãos entrelaçadas atrás dos joelhos, erga as pernas na direção do peito puxando suavemente. *Não dê solavancos com os joelhos.*
2. Não se esqueça de encaixar o quadril. *Não deixe as costas arquearem e se erguerem do chão.*
3. Abaixe sempre bem devagar.

Elevação da cabeça e dos ombros

OBJETIVO
Fortalecer os músculos abdominais.

MÉTODO
1. Deite-se no chão e dobre os joelhos num ângulo de 45 graus.
2. Estenda os braços ao longo do corpo.
3. Inspire, erga um pouco o pescoço e a parte superior das costas, sem passar dos 40 graus. Enquanto isso, vá soltando o ar.
4. Procure tocar os joelhos com as pontas dos dedos e finalmente com as mãos.
5. Fique cinco segundos nessa posição.
6. Volte lentamente ao chão e, se conseguir, repita dez vezes o movimento.

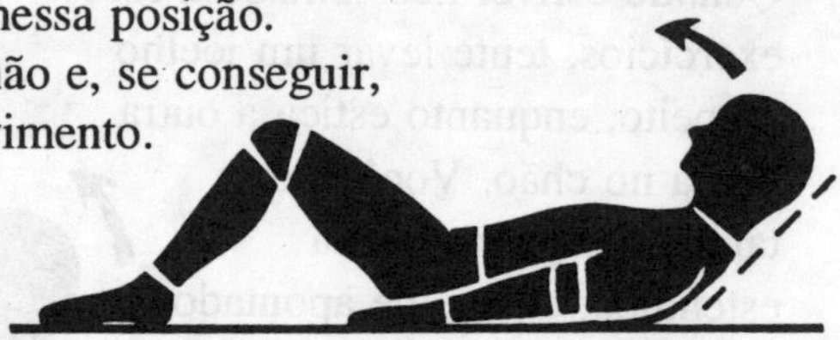

Elevação da cabeça e dos ombros — variação

MÉTODO

1. Deite-se mantendo a parte inferior das costas apoiada no chão e o quadril encaixado.
2. Erga-se lentamente. Os músculos abdominais são mais requisitados no início desse movimento, sendo desnecessário se erguer mais. *Não passe dos 40 graus.*
3. Levante primeiro a cabeça e depois o pescoço.
4. Para variar, erga-se com os braços cruzados sobre o peito. Não passe dos 40 graus.
5. Fique cinco segundos nessa posição e repita.

OBSERVAÇÕES

1. Mantenha a parte inferior das costas apoiada no chão e o quadril encaixado.
2. Não há vantagem em se erguer mais do que 40 graus pois, depois disso, são os músculos dos quadris e das costas que serão requisitados, o que pode gerar problemas nas costas, além de ser um desperdício de energia. Deixe que somente os ombros saiam do chão.
3. Volte lentamente ao chão.
4. Como variação, coloque os braços atrás da cabeça com os cotovelos para os lados.

Flexões abdominais

OBJETIVO
Fortalecer os músculos das costas e do abdômen.

MÉTODO
1. Sente-se no chão e dobre os joelhos num ângulo de 45 graus. É melhor *não* prender os pés para fazer este exercício.
2. Ponha as mãos atrás da cabeça com os cotovelos para fora e leve o tronco para trás lentamente, até sentir uma leve tensão.
3. Solte o ar devagar ao se erguer novamente.
4. Conte até cinco nessa posição e sinta os músculos do abdômen trabalhando.
5. Volte à posição inicial.

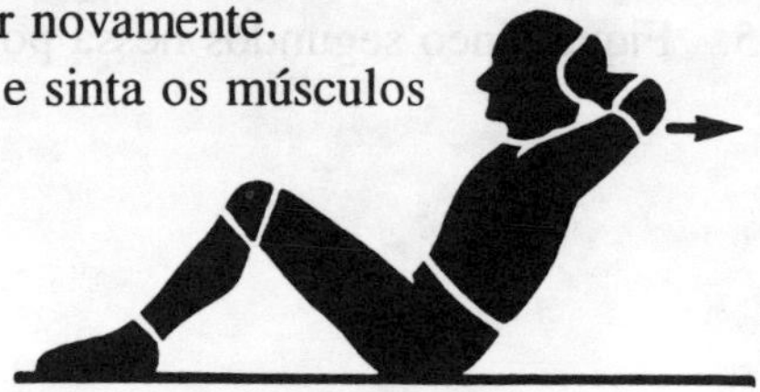

6. Repita quantas vezes conseguir. No início, talvez consiga fazer apenas uma ou duas vezes o exercício, mas esse número vai aumentar à medida que você ficar mais forte.
7. Para ficar mais fácil no início, segure os joelhos ao se erguer. Relaxe o apoio nos joelhos à medida que for ficando mais forte.
8. Como variação, fique com as mãos estendidas à sua frente na altura dos ombros, em vez de colocá-las atrás da cabeça antes de se inclinar para trás.

OBSERVAÇÕES

1. Para começar, não se incline mais do que 45 graus. À medida que for ficando mais forte, poderá ir mais para trás. Esse exercício fortalece os músculos abdominais e ajuda a encaixar o quadril. Músculos abdominais fracos costumam provocar dores nas costas e prejudicar a postura.
2. Faça esse exercício *lentamente.* O benefício vem dos movimentos lentos e controlados.
3. Mantenha a parte inferior das costas reta e o quadril encaixado.
4. *Lembre-se: nunca force os movimentos.*

Exercícios variados no chão

OBJETIVO

Fortalecer os músculos dos ombros, dos braços e da parte superior das costas. Ótimos exercícios para aquecimento e relaxamento.

Balançar as costas

MÉTODO

1. Deite-se no chão.
2. Segure as pernas por trás dos joelhos e traga-as para o peito.
3. Tente tocar levemente os joelhos com a testa, sem fazer muito esforço.
4. Nessa posição, balance suavemente para a frente e para trás para massagear as costas.
5. Mantenha-se completamente relaxado enquanto balança.
6. Não se esqueça de fazer movimentos bem suaves — sinta as costas relaxarem.

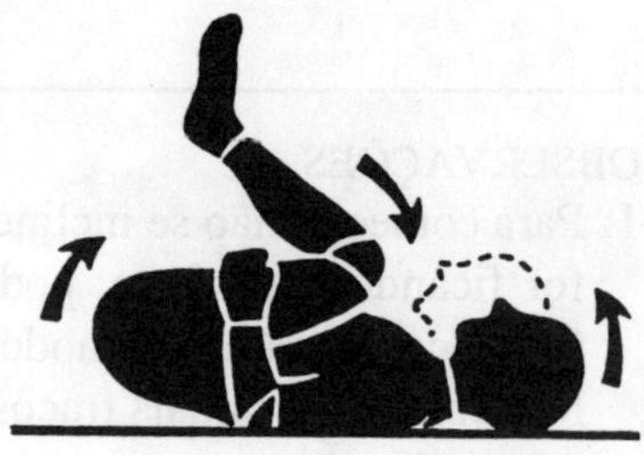

Técnica de relaxamento de Alexander

MÉTODO

1. Deite-se de costas com os braços estendidos ao lado do corpo e as pernas também estendidas.
2. Não se esqueça de encaixar o quadril.
3. Dobre as pernas num ângulo de 45 graus, com os pés bem apoiados no chão.
4. Coloque um ou dois livros embaixo da cabeça para apoiar o pescoço. A cabeça deve ficar numa posição confortável, nem muito para trás, nem muito para a frente, o que faria com que o queixo encostasse no peito, pressionando a garganta. O número de livros necessários varia de uma pessoa para outra.
5. Mantenha o queixo apontando para o teto.
6. Fique nessa posição e relaxe totalmente.

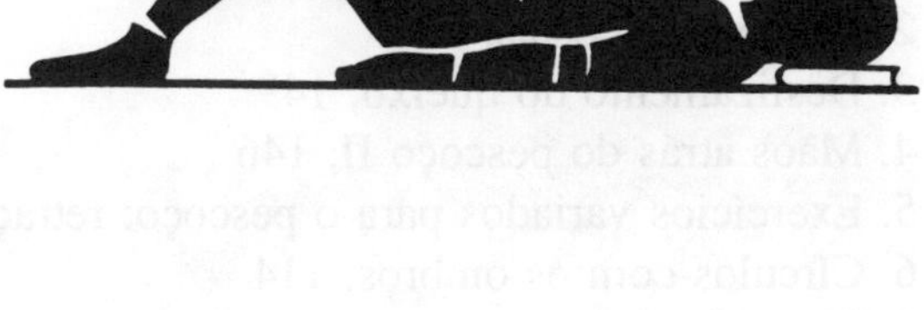

Dez exercícios especialmente úteis para a proteção das costas.

1. De pé contra a parede (e variações), 84-87
2. Agachamento contra a parede (e variações), 80-83
3. Alongamento do peito I, 90
4. Arquear as costas, 70
5. Deslizamento do queixo, 149
6. Exercícios variados para o pescoço: retração, 152
7. Braços nas costas (e variação), 130-131
8. Exercícios variados para o pescoço: flexão, extensão e rotação, 153
9. Alongamento do tríceps, 140
10. Flexão do tronco com as costas estendidas, 158

Esses exercícios são a base para cuidar e proteger as costas. Por isso, devem ser praticados regularmente.

Exercícios que podem ser feitos a qualquer hora, em qualquer lugar

1. Movimento da pélvis, 108
2. Arquear as costas, 70
3. Deslizamento do queixo, 149
4. Mãos atrás do pescoço II, 146
5. Exercícios variados para o pescoço: retração, 152
6. Círculos com os ombros, 114
7. Elevação dos ombros, 116
8. Na ponta dos pés, 68
9. Alongamento do calcanhar, 69
10. Balançar a perna (apoiando-se no encosto da cadeira), 154

É melhor fazer os exercícios 4 e 5 em casa.

Exercícios que fortalecem

1. Agachamento contra a parede, 80-83
2. Flexão apoiando-se numa mesa, 121
3. Flexão apoiando-se numa cadeira, 136
4. Elevação da cabeça e dos ombros, 166
5. Flexões abdominais, 168

Seguem-se algumas combinações de exercícios para se fazer em pé — sem nenhum apoio ou com auxílio de uma parede ou de uma porta.

Combinação 1.

1. Agachamento contra a parede, 80
2. Inclinações laterais, 58
3. Girar o tronco, 64
4. Flexão do tronco, 66

Combinação 2.

1. Alongamento do peito I, 90
2. Alongamento do peito com abertura dos braços, 73
3. Agachamento contra a parede, 80
4. Inclinações laterais, 58

Combinação 3.

1. De pé contra a parede, 84
2. Girar contra a parede, 95
3. Inclinações laterais, 58
4. O lenhador, 72

Combinação 4.

1. De pé contra a parede, 84
2. Círculos com os quadris, 60
3. Alongamento do peito I, 90 variação 2, 92
4. Estender as mãos para o teto, 56

Combinação 5.

1. Joelho no peito I, 93
2. Inclinação lateral em direção à parede, 78
3. Círculos com os quadris, 60
4. Flexão do tronco, 66

Combinação 6.

1. Alongamento do tendão, 88
2. Movimento dos dedos na parede, 94
3. Girar o tronco, 64
4. Girar contra a parede, 95

Combinação 7.

1. De pé contra a parede, 84
2. Agachamento contra a parede, 80
3. Alongamento do peito I, 90
4. Inclinações laterais, 58

Combinação 8.

1. Alongamento do tendão, 88
2. Flexão de joelho, 62
3. Alongamento do calcanhar, 69
4. Joelho no peito I, 93

Seguem-se algumas combinações de exercícios com os ombros, braços e pescoço.

Combinação 1.

1. Alongamento do peito II, 102
2. Inclinação da cabeça I, 143
3. Puxar o braço, 134
4. Respirar sentado, 100

Combinação 2.

1. Abraçar o corpo, 101
2. Alongamento com os dedos entrelaçados, 112
3. Empurrar o pescoço, 144
4. Dedos nos ombros, 122

Combinação 3.

1. Tronco para a frente, 106
2. Flexão apoiando-se numa cadeira, 136
3. Empurrar a cabeça, 150
4. Mãos atrás do pescoço II, 146

Combinação 4.

1. Alongamento da panturrilha, 98
2. Mãos nas costas, 118
3. Braço sobre o peito, 104
4. Inclinação do pescoço, 110

Combinação 5.

1. Movimento da pélvis, 108
2. Tronco para a frente, 106
3. Empurrar o pescoço, 144
4. Braços acima da cabeça, 138

Combinação 6.

1. Alongamento do peito I, 90
2. Alongamento com os dedos entrelaçados, 112
3. Inclinação da cabeça II, 147
4. Dedos nos ombros, 122

Combinação 7.

1. Empurrar a cabeça, 150
2. Dedos nos ombros,122
3. Rotação do punho, 126
4. Alongamento com os dedos entrelaçados, 112

Combinação 8.

1. Mãos atrás do pescoço I, 128
2. Inclinação da cabeça I, 143
3. Pressão das palmas das mãos, 127
4. Puxar o braço, 134

Combinação 9.

1. Mãos nas costas, 118
2. Dedos nos ombros, 122
3. Girar e alongar o pescoço, 142
4. Alongamento do tríceps, 140

Combinação 10

1. Braços acima da cabeça, 138
2. Inclinação da cabeça I, 143
3. Dedos entrelaçados, 132
4. Empurrar o pescoço, 144

Combinação 11

1. Inclinação do pescoço, 110
2. Braços acima da cabeça, 138
3. Flexão apoiando-se numa cadeira, 136
4. Mãos atrás do pescoço II, 146

Combinação 12

1. Círculos com os tornozelos, 99
2. Tronco para a frente, 106
3. Empurrar a cabeça, 150
4. Inclinação do pescoço, 110

Essas combinações são apenas sugestões; você pode usar as variações que achar melhor. Lembre-se: nenhuma seqüência desses exercícios é obrigatória, mas certas combinações podem trazer resultados mais rápidos. Depois que se familiarizar com os exercícios, será mais fácil selecionar as melhores combinações para praticar regularmente. Você pode fazer em pé ou sentado a maior parte dos exercícios para os ombros, para os braços e para o pescoço. Os exercícios foram agrupados dessa forma para facilitar sua localização e seleção, mas pratique-os na seqüência que preferir.

Os exercícios abaixo podem ser feitos em qualquer lugar e foram idealizados para se encaixar com facilidade na sua rotina diária.

Exercícios com a ajuda de uma mesa

1. Flexão do tronco com as costas estendidas, 158
2. Pernas semiflexionadas, 156
3. Alongamento do quadríceps, 160
4. Balançar a perna, 154

Exercícios feitos no chão

É mais fácil fazer estes exercícios em casa. Mas é preciso praticá-los com regularidade, pois eles ajudarão a manter a flexibilidade que você está adquirindo.

1. Joelho no peito II, 164
2. Flexões abdominais, 168
3. Elevação da cabeça e dos ombros, 166
4. Alongamento da virilha e do quadril, 162
5. Exercícios no chão: balançar as costas, 170

Aprenda a descansar com a cabeça apoiada num livro (ou vários), como é descrito na página 171.

Esperamos que você goste de praticar esses exercícios, e esteja consciente da necessidade de proteger suas costas. Ninguém pode ajudá-lo melhor do que você mesmo.

Leituras complementares

Nesta pequena bibliografia você encontrará muitas informações acerca dos cuidados referentes às costas e poderá ampliar seus conhecimentos e aperfeiçoar seu programa de exercícios:

Richard Brennan, *The Alexander Technique Workbook*, Element Books, 1992. (Este livro e o livro de Jonathan Drake sobre a técnica de Alexander exploram mais profundamente o uso e o abuso do corpo).

Dr. Anthony Campbell, *Getting the Best for your Bad Back*, Sheldon Press, 1992.

Dr. Vernon Coleman, *How to Conquer Backache*, Hamlyn, 1993.

Scott Donkin, *Fit for Work*, Kogan Page, 1990.

Jonathan Drake, *Body Know-How*, Thorsons, 1991.

Dr. David Imrie e Colleen Dimson, *Goodbye Backache*, Sheldon Press, 1989.

Sarah Keys, *Back in Action*, Random Century, 1991; e *Body in Action*, BBC Books, 1992.

Jenny Sutcliffe, *The Complete Book of Relaxation Techniques*, Headline, 1993. (Este livro introduz muitas técnicas de relaxamento para acompanhar o programa de exercícios.)

Os exercícios descritos neste livro foram publicados também em forma de fichas. Os conjuntos, já em fichários, podem ser adquiridos individualmente, para uso pessoal, ou em quantidades maiores, para uso em escritórios e fábricas.

Dunkeld Publishing
PO Box 2153,
Bournemouth, BH3 7YP.
Telefone: 0202 532095

O CAMINHO DA CURA

Descobrindo o potencial da alma

H. K. Challoner

Qual a responsabilidade do paciente para consigo mesmo? Eis a questão tratada por H. K. Challoner sob a forma de ensinamentos extraídos dos domínios mais profundos da consciência.

Em *O Caminho da Cura,* H. K. Challoner se expressa através de diálogos com o Mestre. A lição essencial deste seu trabalho é a de que a doença, embora seja um reflexo de atitudes de autocomplacência no passado, pode tornar-se um acontecimento único para o crescimento pessoal. Ela pode oferecer ao paciente a oportunidade de obter revelações sobre a natureza fundamental do propósito da vida e dos significados intrínsecos de suas experiências. Mas o paciente deve estar disposto a introduzir mudanças conscientes e radicais, tanto no seu estilo de vida como na sua visão de mundo.

Para a pessoa doente, o impulso básico consiste em reconhecer que as estruturas da lei universal do karma requerem o aprendizado completo de tudo o que cada experiência pode ensinar, e a solução de todos os problemas que podem estar envolvidos nessa situação antes que seus grilhões possam ser rompidos. Com esse objetivo em vista, o Mestre recomenda o alicerçamento de nossos esforços pela oração, pela invocação e por uma percepção incessante dos possíveis efeitos das nossas ações.

* * *

H. K. Challoner, pseudônimo da escritora J. M. Milles, tem vários livros sobre temas espiritualistas, sobre os quais também faz conferências em vários países da Europa.

EDITORA PENSAMENTO

O SONO SAUDÁVEL
A Insônia: Suas Causas e a Forma de Superá-las

Drs. Harald Kinadeter, Wolfgang Mohring e Thomas Poppe

Dr. Günther Lippler (Org.)

Toda pessoa precisa do sono, e um sono saudável, equilibrado, faz parte do alicerce de uma conduta de vida saudável. Diante desse fato, seria de se esperar que a função psicológica do sono já tivesse sido bastante pesquisada e descrita cientificamente. Não é bem isso o que acontece: ainda hoje, a área de pesquisa do sono apresenta-se para médicos e biólogos como uma das coisas mais complexas que a natureza lhes reservou.

Procurando familiarizar o leitor com os conhecimentos alcançados até hoje pela pesquisa do sono e com isso lhe dar instrumentos para deixar de lado hábitos inadequados, os autores de *O Sono Saudável* reuniram o que de melhor a medicina, os estudos sobre as manifestações psicossomáticas, as terapias naturais e principalmente o bom senso têm a dizer com relação aos distúrbios do sono.

Os autores definem este livro como um "conselheiro psicossomático", baseando-se no princípio de que o aparecimento de um desequilíbrio corporal quase sempre é preparado no campo do espírito. *O Sono Saudável* lhe oferece a solução para os problemas da insônia através de métodos "inusitados" e não ortodoxos de tratamento, transmitindo ao leitor um pouco da verdadeira alegria, humor e coragem para viver uma existência mais rica.

* * *

Os autores:
O dr. Harald Kinadeter especializou-se em clínica geral em Munique. Wolfgang Mohring é terapeuta formado e Thomas Poppe é jornalista, tradutor e autor de livros técnicos.

EDITORA CULTRIX

ENERGÉTICA DA ESSÊNCIA
(Core Energetics)
John C. Pierrakos, M.D.

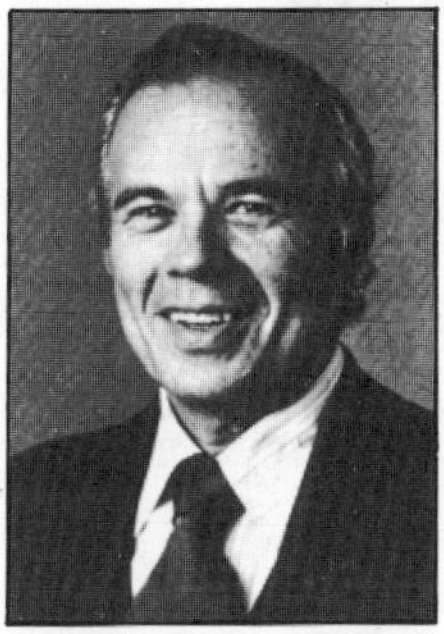

O dr. Pierrakos desenvolveu o conceito de terapia da Energética da Essência combinando idéias básicas da terapia de Reich com descobertas da física moderna, assim como com suas experiências físicas, mentais e espirituais e com as inspiradoras palestras realizadas por Eva Pierrakos.

Neste livro, a pulsação da vida não se restringe a uma estrutura filosófica. O Autor esclarece o que pode ser compreendido sobre os centros de energia humana (os chakras) e sobre os vários campos da energia (a aura). Ao relacionar as freqüências de pulsação e as cores dos campos áuricos dos seres humanos, de animais, plantas e minerais, o dr. Pierrakos define o que é estado saudável e o que é disfunção. Através de sua experiência como psiquiatra e terapeuta e do seu trabalho como pesquisador, ele desenvolveu um sistema para avaliar o estado do organismo em termos de doença ou de saúde.

Algumas opiniões abalizadas sobre este livro:

"J. Pierrakos nos dá neste livro uma explicação sobre as formas vivas e sua inter-relação. Ele tem uma visão clara do microcosmo do corpo e apresenta com lucidez um modelo especulativo da interface dessas dimensões. Quando terminamos de ler o seu livro, ficamos maravilhados e decididos a aceitar a responsabilidade de transformar a nós mesmos e ao mundo em que vivemos."

Stanley Krippner, organizador do livro *Decifrando a Linguagem dos Sonhos,* publicado pela Editora Cultrix

"O tema de J. Pierrakos é a essência humana e aquilo que a impede de se expressar no corpo e na psique. Ele passou mais de vinte anos desenvolvendo métodos de mobilização da energia para suavizar a armadura muscular de corpos excessivamente rígidos e para permitir um fluxo saudável da energia vital.

Depois de ler este livro, fiquei profundamente tocado pela compaixão do Autor para com a luta e o sofrimento humanos. Senti uma esperança renovada e um compromisso com a decência básica de cada pessoa que a Energética da Essência primeiro procura reconhecer para em seguida nos libertar da manipulação destrutiva e nos capacitar a viver a vida com plenitude."

David Boadella, do Biosynthesis Institute

* * *

John C. Pierrakos, aluno e amigo do médico e psicanalista austríaco Wilhelm Reich, fundou com Alexander Lowen o Instituto de Análise Bioenergética, e mais tarde o Instituto de Energética da Essência, cujo propósito é integrar os domínios do corpo, da mente e do espírito e desenvolver no ser humano a capacidade de amar e de curar.

EDITORA PENSAMENTO

Receituário dos melhores remédios caseiros

Francisco Valdomiro Lorenz

À medida que as condições de vida se deterioram e que se torna mais difícil encontrar assistência médica adequada, auxílios seguros e simples no campo da saúde ganham proeminência.

Este livro vai ao encontro da necessidade, descrevendo mais de 250 remédios caseiros obtidos facilmente de plantas medicinais e outras substâncias. Oferece também sugestões para o tratamento de um vasto número de males e enfermidades que assolam esta civilização.

Escrito há algumas décadas numa linguagem accessível, e tendo permanecido vivo pelo seu grande valor, foi muitas vezes reeditado. Reapresenta-se agora ao leitor totalmente revisto e atualizado.

EDITORA PENSAMENTO

Shiatsu

Um Guia Completo

Chris Jarmey e *Gabriel Mojay*

Este é o manual e o livro de referência mais completo do *Shiatsu*, indispensável para o principiante, o estudioso e o praticante dessa terapia cada vez mais difundida, e para todos os que se interessam seriamente pelo trabalho com o corpo. Começando com uma breve história do Shiatsu, seus autores detêm-se mais particularmente na explicação dos seguintes temas:

- o conceito do Ki, a energia que unifica e anima
- os pontos essenciais do *Shiatsu* realizado com competência
- o uso correto das mãos, dos dedos, dos antebraços, dos joelhos, dos pés e da respiração na prática do *Shiatsu*
- os meridianos conforme são usados por essa técnica
- as técnicas básicas de tratamento
- a terapia do *Shiatsu* e a medicina oriental tradicional
- as várias formas de diagnóstico tradicional oriental
- os cinco elementos e o Hara, centro vital do corpo humano.

Ricamente ilustrado e apresentando um exame aprofundado do tema tanto no contexto geral como no espiritual, *Shiatsu* é um guia indispensável para todos os que quiserem gozar de boa saúde física, mental e espiritual.

EDITORA PENSAMENTO

Outras obras de interesse:

VENCENDO A DOR NAS COSTAS
Harris H. McIlwain e *outros*

VENCENDO A OSTEOPOROSE
Harris H. McIlwain e *outros*

CURA E PAZ INTERIOR
Michael Dawson

CURA ESPIRITUAL - Casos Extraordinários de Recuperação da Saúde
Malcolm S. Southwood

REIKI PLUS® - Manual do Terapeuta Profissional de Segundo Grau
David G. Jarrell (*Mestre Reiki*)

A TERAPIA ORIGINAL COM AS ESSÊNCIAS FLORAIS DE BACH
Mechthild Scheffer

CURA E TRANSFORMAÇÃO - No caminho da verdadeira cura está uma jornada de transformação
Dr. Michael Greenwood e *Dr. Peter Nunn*

GUIA COMPLETO DE AROMATERAPIA - Cura e transformação através das essências e dos óleos aromáticos
Erich Keller

MEDICINA VIBRACIONAL - Uma Medicina para o Futuro
Richard Gerber

KOLAIMNI - A Cura pela Luz
Mechi

CURANDO COM AS MÃOS
Echo Bodine Burns

MÃOS DE LUZ
Barbara Ann Brennan

LUZ EMERGENTE - A Jornada da Cura Pessoal
Barbara Ann Brennan

A FORÇA CURATIVA DA RESPIRAÇÃO
Marietta Till

A DOENÇA COMO CAMINHO
Thorwald Dethlefsen e *Rüdiger Dahlke*

HARA - O Centro Vital do Homem
Karlfried Graf Dürckheim